耳鳴嗚嗚嗚嗚怎麼辦？

李丞永——著

時報出版

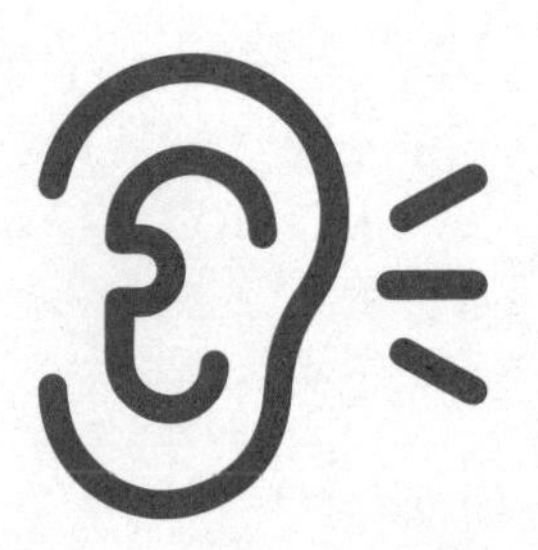

第四章　耳鳴的原因 101

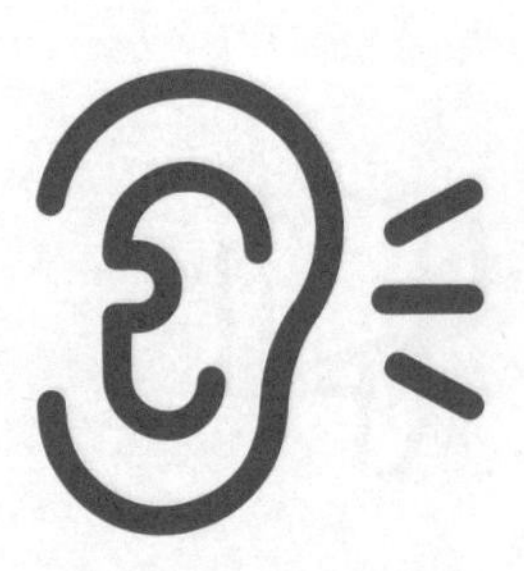

第五章　耳鳴的治療

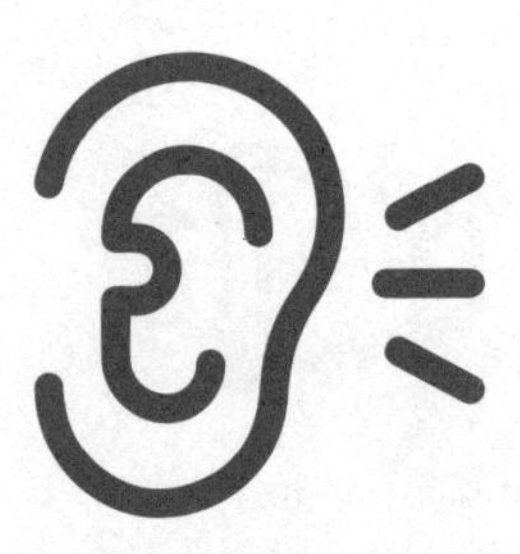

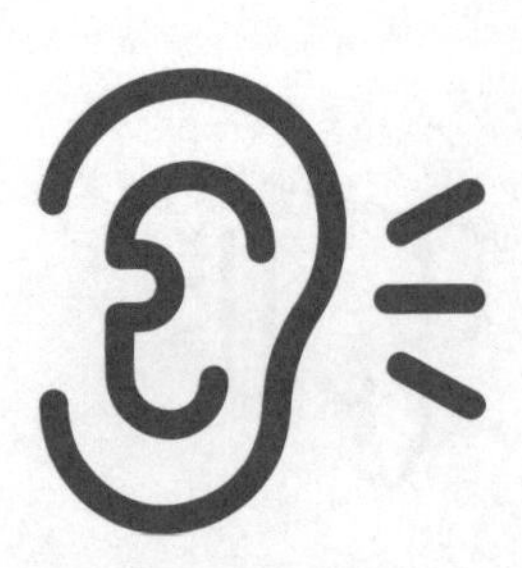

自序

耳鳴在耳鼻喉科眾多病症之中可說是最難治療的症狀。許多醫師會告訴你沒辦法治療，就跟耳鳴和平共處吧！當我還是菜鳥醫生時，以為按照老師教的以及書上寫的，就可以治療耳鳴了，可現實中卻完全不是那一回事，因為沒有一個耳鳴真正被治好。我曾想是不是自己學藝不精，後來竟逐漸懷疑會不會是老師教錯了，還是課本寫錯了呢？

本書寫的是耳鳴，除了第一章的基礎醫學知識外，其餘部分幾乎是以病人的觀點與疑問來看待耳鳴，這才是真正的臨床實務。如果我們還按照醫學院的方式來治療耳鳴，很難有所進展，因為沒有一個耳鳴真正被治好。那該怎麼辦？不妨先把以前所學的放到一旁，重新以病人為師，從他們身上學習如何治療耳鳴。舉個最簡單的例子，醫學院的教科書沒有講腦鳴，那醫生要如何治療腦鳴？既然沒有人教醫生如何治療腦鳴，所以只能把腦鳴當作耳鳴治療。實際上腦鳴比耳鳴容易治療，只要忘掉醫學院教的，專心去傾聽病人，他們會告訴你肩頸背常常僵硬痠痛，肩頸背不就是一個突破的線索嗎？所以治療腦鳴要一併治療肩頸背僵硬痠痛。我在書中寫了很多治療案例，可供讀者與醫療人員參考。

事出必有因，耳鳴發生一定有原因，只是以一種目前我們還無法理解的方式誘發而已。雖然醫療水準突飛猛進，但我們目前仍很難找到病因，而且耳鳴也不是精神官能方面的病症，換言之，耳鳴是一種全新樣貌的病症，沒有人清楚它的完整面目。

從菜鳥醫生到現在，即便已經累積上萬名耳鳴案例，每一位耳鳴病患都仍是由我親自看診、打病歷、治療、記錄、追蹤，如果遇到特殊耳鳴，我還會親自去他們家裡或工作場所探訪，為的就是要多瞭解耳鳴發生的來龍去脈。每一位耳鳴病患對我而言都是菩薩，他們將自身的痛苦轉換為醫學課本，教我去解讀。在本書中，我將耳鳴作了許多分類，比如牙齒咬緊時，耳鳴會變成滋滋聲，發生這種耳鳴的人數不算少，每隔幾個月就會看到一例。緊咬牙齒就暗示著顳顎關節、顳肌或是翼內肌對耳鳴的影響，這不就是一條治療的線索嗎？我在本書寫了很多分類，而且每個分類的耳鳴似乎可以找到線索和治療的靈感，而這些線索就隱藏在病患行為、言語、表情、情緒、生活、工作、家庭、環境、天氣之中，至此便知耳鳴的治療不是看檢查報告，這對治療也幾乎幫不上什麼忙，反而應要拋開醫師視角，進入病人的視角，想像他們的耳鳴是怎樣的變化。有開業醫師手捧三百萬，意欲拜師學藝，求我教他治療耳鳴，其實他想要的是速成的治療方法，不想知道病人的觀點，只想抄標準答案，不學解題思維。但耳鳴有許多類型，又有許多變化，沒有一個標準答案可以適用所有的耳鳴。

我有超過十種以上的治療耳鳴方法，每個治療方法都是由無數病患塑造成形的，現在我所會的，除了歸功於師長帶我進入醫學專業領域，更要感謝我的這群耳鳴病患，特別是我在慈濟醫院服務期間所診療的每一位病患。耳朵悶、耳朵痛、耳朵脹，這三個耳鳴相關症狀，可以說難倒了很多醫師，因為除了止痛藥之外，也想不出更好的治療方法，可是止痛藥的療效並不理想。由於耳鳴病患的信任，願意讓我嘗試，於是開始累積經驗，逐漸塑造出治療方法，也真的確實存在好幾種治療方法，比如方法之一是在口腔後臼齒三角區打針；方法之二是頭皮刮痧；方法之三是肌肉鬆弛劑加微量利福全，如果是一點點粉末的利福全會更好；方法之四是往耳道棘（Henle's spine）方向扎針；方法之五是耳殼刺血。還有方法之六跟之七，信手拈來，我已經找到一些方法去治療耳悶、耳痛、耳脹，可是沒有人一開始就會這些治療，這全是歸功於我的耳鳴病患將自身病痛匯集起來，澆灌給我的治療經驗，假如沒有他們對我的信任與耐心，那我連一個方法都不會。

本書主題是耳鳴，主角是耳鳴病患，我寫他們的耳鳴是長什麼樣子，也寫他們有什麼樣的故事。醫學生、住院醫師、主治醫師不妨參考，或許有靈感找出耳鳴的突破性治療。書本篇幅有限，無法讓更多耳鳴故事被看到，僅能呈現有限的少數案例，甚為遺憾。貫穿全書的耳鳴，我最想表達的是它由二部分組成，一個是耳鳴的音量大小，另一個是耳鳴對情緒的影響，而真正會害人的是受到耳鳴影響的情緒反應，而非耳鳴音量大小。害人的情緒反應常見的是高亢的焦慮或低落的憂鬱，這是二種完全不同的情緒反應，治療起來的感覺也不一樣。耳鳴又怎會扯上情緒反應呢？就看注意力。如果放任注意力在耳鳴上面，就導致了焦慮、憂鬱、失眠。這個注意力好比猛虎一般，會傷害咬人的，如果能夠馴服這隻猛虎，那麼耳鳴就會遠離了，也就是注意力不在耳鳴上面了。

不管耳鳴被分析得有多精確，最終還是要回歸到治療面上。講得再多，不如一帖有效的藥方；講的再好，如果病人不信任治療，也是枉然。我將個人治療經驗與方法寫在很多個案之中，而在最後的章節，則把部分的治療方法，整合性地條列出來，這些方法可以在門診之中馬上派上用場，唯仍需視個案狀況，再選擇何種方法。

感謝時報文化主編國祥的協助，才有這一本書，這是我答應他要寫的第二本書，目的是讓更多人瞭解耳鳴的世界。這本書集結了多年來我所發表在臉書社團、粉專的貼文。然而每隔一段時間，我對耳鳴總是又有不同的感覺與看法，於是又將這些文章再作修改。書本寫的是以病人的觀點及疑問來看耳鳴，如果有所疏失、錯誤，請給予指正。

李丞永

西元二〇二四年三月五日　台中安律診所

第一章　醫學院的知識

耳朵的解剖構造

耳朵分外、中、內三個部分。外耳的部位是指耳膜以外的部分，內耳則位在骨頭以內的部分，中耳則介於耳膜與骨頭之間的部分。中耳的空間非常小，結構卻是複雜，神經分布相當多元，有舌咽神經、顏面神經等。內耳則被骨頭封閉起來，僅靠小孔洞讓神經、血管、淋巴液穿越。內耳位在深處，我們想要看到內耳，就必須把骨頭鑿開。

外耳

從耳殼開始，進入到耳膜，這幾公分的距離就是外耳。在外耳道的皮膚也算是我們體表皮膚的一種，每天會產生皮屑，然後每天又會長出新的皮，就是這樣周而復始，每天剝落的皮屑，這便是耳垢或是耳屎。耳道有腺體，當腺體分泌多，耳垢就溼溼的，當腺體分泌少時，耳垢就乾乾的。耳道的正前方是顳顎關節，只要張嘴閉嘴，講話吃飯咀嚼，關節會去牽動耳道，這樣一來，耳道的皮膚一動一動的，就有助於耳垢的排出。

外耳殼也有肌肉，但遠比貓狗的肌肉量要少很多，貓狗的外耳肌肉可將耳朵轉向，對準聲音以蒐集更大的音量，但是人類耳殼肌肉太少，無法轉向，只能定向，面對前方，就像是指向式的麥克風，對於來自正前方的聲音會聽得比較清楚，其他方向來的聲音則音量較小。

案例1：海沙

二十一歲男大生，跟女友去海邊戲水後，耳朵會聽到雜聲，特別是搖頭時，雜音更多更大。去看醫生，經檢查，有許多小沙子在耳朵內，還有部分沙子貼在耳膜上，在門診中，滴了耳藥水後，再吸出，將沙子全部移除後，就再也沒有聽到耳朵內的雜音了。

案例2：耳垢

二十八歲女加油站服務人員，主訴搖頭時，耳朵可聽見叩叩聲，檢查顯示有塊耳屎黏在耳膜上，當頭部移動時，耳屎的一部分還黏在耳膜上，另一部分游離的耳屎會撞擊到耳膜，這就是耳朵聽到的叩叩聲。吸出耳屎後，就沒有叩叩聲了。

中耳

耳膜以內就是中耳，肉眼看不到，因為隔著耳膜，而且耳膜是一層不透明的皮，好像毛玻璃，我們無法看清楚中耳內的樣子，最多只是隱約看到中耳內的影子。中耳是一個小小的空腔，大約一至二 mL 的大小，內有三根小骨頭，稱作聽小骨，每根小骨頭都有韌帶懸吊固定在中耳內。中耳這個空腔，裡面結構複雜，形狀不規則，但還是可以區分內、外、上、下、前、後六個方位。

中耳的外側是耳膜，內側是骨頭，骨頭內有內耳。中耳的上方是顳骨，隔開了大腦，下方則是頸靜脈壁，隔開了頸靜脈，再往前，就是頸動脈。中耳的前方是頸動脈壁，另外還有耳咽管的開口，後方則是顳骨。

耳咽管又稱歐氏管，連接耳朵和鼻咽。鼻咽的位置就位在鼻子的最後方與喉嚨的最上方這個交匯點。耳咽管平常都是關閉的狀態，只有在吞嚥時才會打開。中耳這個空腔透過耳咽管與鼻子、咽喉相通。相通時，中耳內的空氣與壓力可以和外界流通，如果長期不相通時，中耳內的空氣和壓力會和外界不一致，然後引發出不舒服的感覺或症狀。

案例3：薄骨片

三十五歲女護理師，生產完第二胎，坐月子中，右耳聽到咻咻聲，用手按壓耳後肌肉，咻咻聲變小。電腦斷層檢查無異常，但是懷疑頸靜脈壁的骨片較薄。平躺時聲音較大聲，站立時，聲音較小聲。

內耳

內耳被骨頭包住，形狀是一條水管，半封閉的水管，裡面的液體叫淋巴液。半封閉的意思是淋巴液沒有完全密封，還是可以流動。水管兩端會捲起來，前、後兩端捲的不一樣。前端捲成蝸牛殼的形狀，叫耳蝸，一圈一圈的。後端捲成三個圓規形狀，但又不是完整的圓形，所以叫半規管。三個半規管相互排列成XY平面、YZ平面、XZ平面，各自相互垂直。

案例4：耳石復位

五十七歲，大學企管男教授，某日起床，一陣大暈眩，天旋地轉，噁心嘔吐，此生從未有過的大暈眩，只要不動，暈眩就好一些，身體一動的話，又開始巨大暈眩。醫生以耳石復位治療。耳石原本是在半規管內，有固定的所在，假如耳石掉出原本的位置，就會產生眩暈。耳石復位是把半規管內的耳石，以轉頭的方式，讓耳石滾動回到原本的位置。

內耳的神經

耳蝸的神經是聽覺神經，半規管的神經叫前庭神經。這二條神經合稱為前庭耳蝸神經，我們一般說的耳朵神經，就是這二條神經的合稱。

耳蝸神經負責傳遞聲音訊號

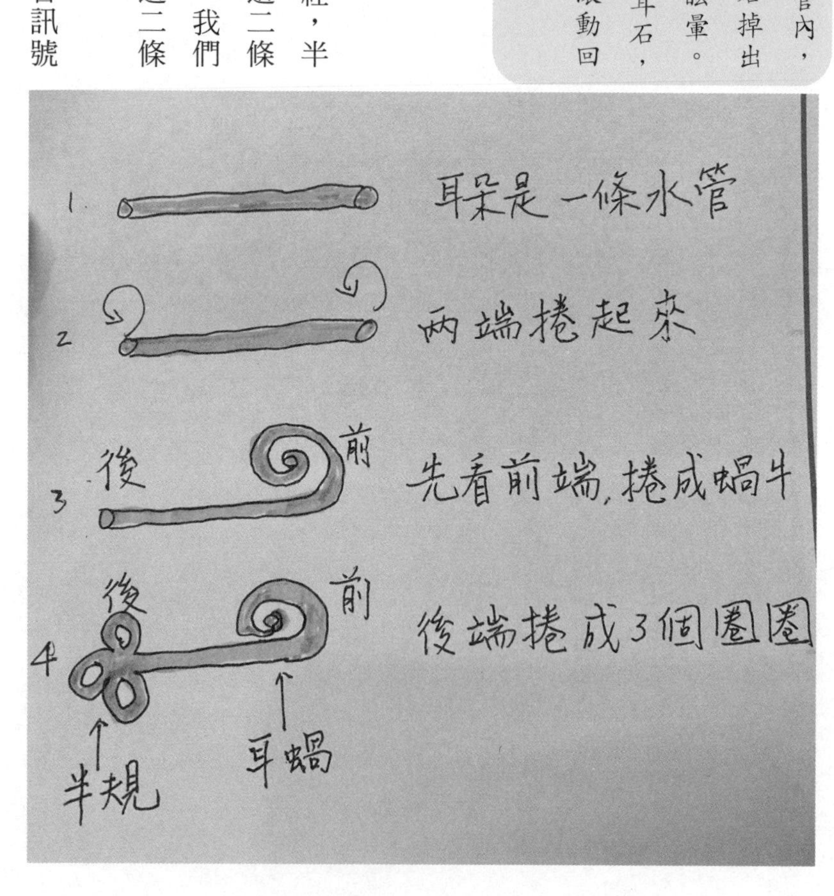

進入大腦，如果神經喪失了功能，聲音就傳不進大腦，聽力就障礙了。前庭神經負責感應位置，也就是平衡或不平衡。

內耳是半封閉的水管，裡頭有淋巴液，每天內耳會分泌出淋巴液，分泌出的淋巴液就在管子內流動，然後流到一個小小的出口，這樣持續不斷的分泌又流出，就是耳朵淋巴液的循環。梅尼爾氏病的學說認為是內耳水腫，指的是淋巴液積住滯留了。

案例5：面癱

二十九歲，海歸男，在自家公司上班，先有一段時間的眩暈，活動尚可，未受影響，耳鳴亦不以為意，直到眩暈轉為嚴重，噁心嘔吐，核磁共振顯示聽神經瘤，手術切除聽神經瘤後，眩暈有好轉，但耳鳴持續，也出現面癱。聽神經瘤就是前庭耳蝸神經的腫瘤，良性，可是會壓迫前庭耳蝸神經，於是有了眩暈、耳鳴症狀，手術的位置非常靠近顏面神經，移除手術時，會有傷及顏面神經的風險。

聲音的本質

聲音是一種能量，能量可以在不同物質中傳送，例如聲音可以在空氣中傳送，也可以在水中傳送，也可以在固態的物質，例如水泥牆壁之中傳送。

能量的傳遞

當外界的聲音傳送到耳朵，先由外耳的耳膜接收到能量，當耳膜震動，能量轉換為動能，進而牽動到中耳的三根小骨頭，小骨頭跟著震動後，又繼續把能量傳送到內耳，此時內耳中的淋巴液會因震動而產生波動，這樣的波動又帶動了內耳細胞，最後內耳細胞把能量以電能型式，傳送到大腦。你看，聲音這樣的能量，由原始的出發點發出空氣的波動，再牽動到耳朵的震動，這樣的震動又引起內耳的淋巴液波動，最後轉換成電能。

聲音的三個參數：響度、音調、音色

我們聽到的聲音，是一種能量的波動，這種波動類似於水面上的漣漪，由原始的出發點發出波動，然後一波接著一波像是漣漪的水紋往外擴散。如果是很大的聲音，那麼空氣會劇烈波動，像鞭炮的爆炸聲所產生的波動，耳膜有時無法承受太大的震動而令人不適。巨大或微小聲音所產生的波動，其大小我們稱作「響度」，這是聲音的第一個參數，也就是指聲音的音量，聲音大，上下擺動的波動幅度大，響度就大；聲音小，上下擺動的波動幅度小，響度就小。

女高音唱歌和男低音唱歌的差別，則是聲音頻率的差異。頻率是一秒鐘之內，聲音的波動次數。聲音波動越快，代表在一秒鐘內的波動越多次，也就是頻率越高，當然耳朵在一秒鐘之內，接收越多次的波動，這時候聽到的聲音就是高音了；聲音的波動越慢，則波動次數越少，頻率越低，則耳朵接收越少次的波動，這時聲音聽起來就是低沉的。聲音的第二個參數是頻率，也就是「音調」。以指甲刮黑板的聲音，就屬於高頻的。許多音樂家有絕對音感，意思是他們聽到聲音，可以知道聲音的音調是對應到鋼琴的哪一個琴鍵。

案例6：絕對音感

六十五歲男，餐廳鋼琴彈奏者，有絕對音感，生了一場感冒後，無法彈奏鋼琴，因為左右兩耳聽到的音調不同，他不知道左耳聽到的還是右耳聽到的才是正確。以前很喜歡彈琴，現在則不喜歡彈琴，因為聽起來的聲音就是走音。

案例7：復聽

六十四歲男，從事醫療器材買賣，在一次應酬KTV歡唱後，返家睡覺，隔天一早，突發性耳聾兼耳鳴，此外，二耳聽到的聲音也是不同的音調。

第三個參數：音色

彈鋼琴和拉小提琴，如果演奏的是同一首歌，使用同樣的聲響，在頻率相同、響度相同的條件下，為什麼我們能夠分辨出這是鋼琴的聲音，那是小提琴的聲音呢？原因就是聲音的第三個參數「音色」，亦有人稱為音質。音色是由發出聲音的材質決定。想像一下，水面上的漣漪，一波接著一波，把這些眾多的一波接一波組合起來，就集合成了聲音的紋路。在同樣的響度，同樣的音調之下，我們可分辨出鋼琴和小提琴，原因就是發出聲音的材質不同，所產生的聲紋也不同。同樣地，男聲和女聲當然也不同，因為每個人的聲帶是不同的，產生的聲紋也不同。我們耳朵內精密的細胞，可以分辨出響度、頻率，以及組合起來的聲紋。演藝人員模仿明星唱歌，模仿得越真實，就表示模仿者發出聲紋越接近真實明星的聲紋。不同的材料所發出的聲紋，是獨一無二的，很難找到具有相同聲紋的材料。

案例8：唐老鴨

三十歲女總機，在演唱會被喇叭直接轟炸，返家後產生耳鳴，隔天聽力大幅下降，耳鳴更大聲。聽到的所有聲音都變成了唐老鴨講話的聲音，已經無法分辨出是誰在講話。

案例9：破掉的喇叭

二十五歲男郵差，右側突發性耳聾，合併耳鳴。他聽到所有的聲音都像是破掉喇叭的聲音，回到自己房間，就像是火車進入隧道，聽聲音有回音。自從發病後，每天難睡、失眠、易醒，去吃健康食品排毒，但開始腹瀉，停止健康食品，依舊失眠，再去找人按摩，回家後，腹瀉又開始了，而且再也回不去了，每天都腹瀉。我問他後悔買健康食品吃嗎？他說後悔，沒有得到健康，反而造成身體不舒服。我又問他後悔去按摩嗎？他說是，早知道就不要去按摩了。我告訴他，沒有人會預想到副作用、後遺症，我們總是要試過了才知道。

耳蝸

內耳是一根水管，一端捲成了像是蝸牛殼的形狀，大約是二圈半，拉直後，總長度約三・五公分。聽覺神經分布在耳蝸內，這些聽覺神經細胞頂端有纖毛，所以稱作毛細胞，毛細胞靠著纖毛擺動去感受到各種音調的聲音。為何纖毛可以擺動呢？當聲音從外界傳到內耳時，內耳的淋巴液會波動，淋巴液的波動也引起纖毛的擺動。在耳蝸的頂點，也就是靠近水管的終端，那個區域的毛細胞可以感受到較低頻的聲音，遠離頂點，越靠近中耳，那裡的毛細胞比較能感受到越高頻的聲音。換言之，把所有的毛細胞一個挨著一個，排成一排，長度大約三・五公分，這樣的排列，就像光譜一樣，一邊是感應較低頻，一邊是感應較高頻。在三・五公分長度的水管上，所有的毛細胞一字排開，每個毛細胞都有專屬的聲音頻率，或者說，每個區段的毛細胞只能感應到專屬頻率的聲音。

多頻道耳機

耳機分為類比式耳機和數位式耳機。類比式就是純粹把外界的聲音放大，所以會連同噪音也一起放大，特點是便宜。數位式耳機則把聲音分為幾個頻率區段，比如說低頻的、中頻的、高頻的，頻率區段可依據個人的情況而調整聲音放大或減少，例如高頻聽損的人，可以將高頻的聲音放大，而低頻與中頻的聲音則維持不變，這樣一來，就能夠把缺損的區段提升起來。現在的科技越來越進步，頻道越來越多，可以將個人缺損的區段作更精細的提升。一個助聽器不便宜，但是很多人只戴了幾次之後，就不用了，丟在抽屜中，主要的原因是助聽器並沒有預期好用。其實，助聽器買了就要善用它的功能，而助聽器本來就可以反覆調整，把真正有缺損的頻道找出來。

案例10：類比與數位

七十四歲農村歐巴桑，雙耳聽力退化又耳鳴，女兒孝順，幫歐巴桑買了一副助聽器，我問歐巴桑為什麼沒有戴助聽器，不是已經配了一副嗎？歐巴桑說她戴了幾次就不戴了，因為戴不習慣，而且不舒服，雖然聲音變大聲，但是噪音也同樣變得很大聲，聽人講話一樣也聽不清楚。聽到這裡，我就問助聽器是多少錢？歐巴桑說三萬。歐巴桑使用的助聽器應該是類比式的，純粹將聲音放大，但也同時把環境之中所有的聲音全部放大，這便是歐巴桑說的噪音也變大聲。如果改為數位式助聽器，則可以將噪音過濾掉，保留人聲講話的頻道，這樣聽人講話就會比類比式助聽器更清楚，不過數位式的價格也比類比式貴。

耳鳴的聲音

耳鳴的人會形容聽到的聲音像是瓦斯漏氣的嘶嘶聲、洗衣機的馬達隆隆聲、蚊子的嗡嗡聲、電視機沒有訊號的沙沙聲。耳鳴是內源性的聲音，像是內建在大腦之中，並不需要外界的聲音傳遞到耳蝸，我們就能聽到聲音。那麼耳鳴的原因是不是在耳蝸呢？如果是在耳蝸的話，是不是耳鳴對應的頻率受損了？例如耳鳴聲是高頻的瓦斯漏氣的嘶嘶聲，那麼是不是在高頻部位的神經受損呢？按照理論來說，確實是如此，但很多人根本沒有聽力損失卻有耳鳴。再比如老年人普遍都有聽力缺損退化，卻還是很多人沒有耳鳴。這下子就矛盾了，沒有聽損卻有耳鳴，有聽損卻沒有耳鳴，可見聽力與耳鳴不一定是等號，而且毛細胞或聽神經有了問題，卻不一定會產生耳鳴，反過來說，有耳鳴也未必是毛細胞或聽神經出了問題。

案例11：豬仔嚄嚄聲

五十一歲家庭主婦，某日炒菜完，發生耳鳴，鳴叫聲是豬仔討餿水吃的嚄嚄聲。

骨傳導

為什麼我們自己說話的聲音和錄音機裡播放出來的聲音，這二種聽起來是不一樣的？這個問題就要依靠耳朵的構造來回答。當我們在講話時，耳朵所聽到的聲音其實是合併了二種聲音。

第一種聲音是空氣的聲音，也就是聲音從嘴巴發出，然後透過空氣，再進入到我們的耳朵，聽到這種聲音的方式就叫「空氣傳導」。

第二種聲音則是嘴巴發出聲音時，聲音不是經由空氣，而是經由骨頭，傳進耳朵內，這樣的聲音的傳達叫作「骨傳導」。骨傳導就是將嘴巴內的聲音能量，直接傳到內耳，內耳被骨頭包住，所以聲音能量會振動內耳骨頭，內耳內的淋巴液就會起了波動，帶動毛細胞傳達訊號到大腦。

我們在講話時，當下所聽到的自己聲音，其實合併了「空氣傳導」和「骨傳導」二種聲音。可是錄音機錄到的聲音，卻只有「空氣傳導」的聲音，這就是為什麼我們聽自己講話和聽錄音裡的聲音是不一樣的原因。

那麼，「空氣傳導」和「骨傳導」這二種聲音不一樣嗎？沒錯，聽起來還真是不一樣。「空氣傳導」當然就是聽錄音裡放出來的聲音。「骨傳導」則是用手把耳朵摀住，這時所聽到自己講話的聲音就是「骨傳導」的聲音，然後還有一些回音的感覺。

「空氣傳導」和「骨傳導」的差別，可以說明為什麼我們說話的聲音和從錄音裡放出來的聲音是不一樣的。

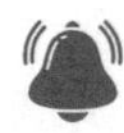主觀性耳鳴

耳鳴可分為主觀性和客觀性。主觀性的耳鳴只有本人才能聽到耳鳴聲，旁邊的人是聽不到的。客觀性耳鳴則不管是本人還是旁邊的人，都可以聽到聲音。

客觀性耳鳴很少見，例如血管異常，醫師可以從聽診器中聽到血流咻咻聲，病人自己也是一樣，可以聽到血流咻咻聲；還有耳咽部的肌肉收縮，病人及醫生都能聽到肌肉痙攣的聲音。因為客觀性耳鳴很少見，所以我們一般說的耳鳴就是在說主觀性耳鳴，而且沒有必要強調主觀性，後來連主觀性這三個字也省略了，就直接說耳鳴二個字，也就是只有病人自己才能感受到的聲音。

既然只有當事者才能感受到的聲音，那麼儀器可以檢查出來聲音嗎？不能！

只有耳鳴的人才能感受到聲音，而且聲音的大小、高低、位置，只有本人才能感受到，連儀器都無法檢查出來，於是我們面對的是一種只有自己一個人可以聽到的聲音，而其他人沒有一個可以聽到的聲音。這樣的病症，是不是很困難呢？假如一位醫師，自己也有耳鳴了，那他總會知道耳鳴是怎樣子吧！？難就難在這裡，因為這樣的耳鳴是連儀器都偵測不出來，這就回到了原點：耳鳴是一種「感覺的病」。當病人感覺耳鳴大聲、很尖銳像是瓦斯漏氣的嘶嘶聲，位置在耳朵的深處，請問要如何治療？即使知道了位置，知道很大聲、知道很尖銳，但是儀器還是無法檢查出來，以致我們仍然無從下手，不知道下一步該如何進行。

全世界皆是如此，歐美的醫療水準很高，但他們還是一樣無法知道這種「感覺的病」要如何著手改善。不過醫師還是會試著進行治療，開立所有可開立的藥物給病人服用，這些藥物除了安眠藥、抗焦慮的藥之外，還有其他大約二十種左右，這些藥物全世界一樣，都是通用的，也就是美國人吃的，英國人吃的，日本人吃的藥，和你吃到的藥，都是大同小異，這些藥物有末稍循環、類固醇、維生素、抗焦慮、安眠藥、抗癲癇、肌肉鬆弛、抗憂鬱、利尿劑、抗病毒、抗組織胺、胃藥、抗癮劑、褪黑激素、降血脂、血循改善劑、荷爾蒙、礦物質、微量元素、中草藥等等。

耳鳴發生原因難以追查，既然原因複雜，就表示一百個人的耳鳴，可能就有一百種複雜原因的變化組合，也因此很少有一種藥就可以治療全部的耳鳴，例如最常被人提到的銀杏，雖然有人吃了銀杏會好，但那還是少見的情形，你看別人吃了銀杏有改善，你吃了不一定會改善，而且通常是不會改善，那是因為別人和你的耳鳴不一定相同，就算別人和你有相同的高頻或低頻耳鳴，也不一定是相同原因。

面對耳鳴，你不孤單，也不必驚慌到失眠，因為在這社會的其他地方，也有許多人一樣有這種「感覺的病」。你只要保持樂觀，信任你的醫師，相信耳鳴是可以被控制改善的。而且，耳鳴就像魔法一樣，它並不是要摧毀你的，它反而是提醒你以前所忽略掉的健康與生活。

案例12：菩薩視角

同樣是受苦於耳鳴而一起治療的人，相鄰兩床，二人都是躺在病床上，其中一人握著另一位的手，打氣說聲加油。這是幾年前發生在醫院所令人感動的一幕。這位充滿正能量的耳鳴菩薩，正帶領著其他耳鳴的朋友，走過幽暗的山谷，橫渡湍急的溪流，迎向陽光。

耳鳴一點也不簡單，書上所寫的、網路所查到的、醫學文獻所研究的，都輕描淡寫了，它是一個無法被具體形容的病症。耳朵內或大腦內可以聽到持續的聲音，便是大家所說的耳鳴。然而耳鳴還有陰暗讓人難懂的許多方面，在耳朵感覺上，為何有耳悶、耳漲？在情緒上，為何焦急、憂鬱，又會失眠？耳鳴為何轉移了注意力，讓人失去了工作能力，喪失了生活重心呢？

你真的懂耳鳴嗎？你真的懂耳鳴人的心聲嗎？請以同理心看待耳鳴人。

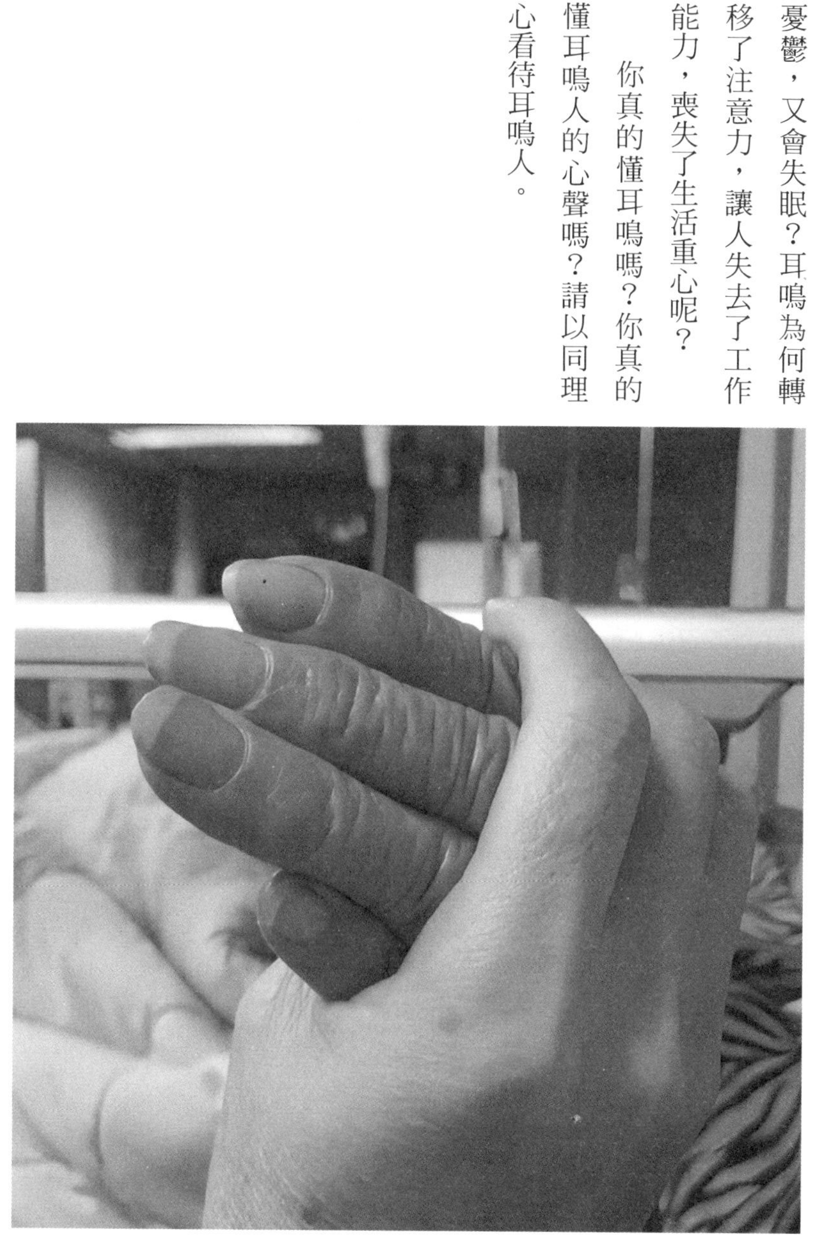

耳鳴的中醫理論

西醫在治療耳鳴時，窮盡一切方法，為了是確認哪個地方出了問題，然後針對問題去解決，同樣地，中醫也有許多方式去處理耳鳴。許多耳鳴的人會同時尋求西醫與中醫治療，雙管齊下是否會有比較好的反應呢？不知道，只有試了才知道。

一般來說，去找中醫看耳鳴，都會在中渚穴、翳風穴位置針灸，這已經是公式化的穴道了；還有耳朵正前方的三個穴道，耳門、聽宮、聽會這三個穴道，分別屬於三焦經、小腸經、膽經，簡稱三小膽。一個耳鳴，可以橫跨至少三條以上的經絡，我們甚至還可以運用中醫理論，把耳鳴作區分。

如果是風熱侵襲，那樣子就像是感冒症狀。這是心寄竅於耳的說法。這種風熱侵襲比較常發生在春秋二季。

如果是腎精虧損，那樣子就像是無精打采、倦怠乏力。這是腎開竅於耳的說法。這類耳鳴聲多是尖銳聲，像是蟬叫聲，到了晚上，耳鳴更突顯。

如果是肝火上擾，那樣子就是嘴苦易怒。這是肝病氣逆耳聾不聽的說法。這類耳鳴聲是大聲的，如同風起雲湧、波濤巨浪。

如果是痰火鬱結，那樣子就像痰多胸悶。這是肺之絡會於耳中的說法。這類會有心神不寧、坐立不安、失眠、注意力不集中。

如果是脾胃虛弱，那樣子就像是胃腸不好，易腹瀉。這是脾之絡脈入耳中的說法。這種耳鳴聲是音調偏高，同時還可配合舌診，舌面顏色常是淡紅色。

你看，耳鳴的人確實會有感冒的症狀，會有無精打采的樣子，會有嘴苦情緒易怒，會有痰多胸悶，會有胃腸不好的樣子。原來不是只是腎經失調會造成耳鳴，其他的心經、肝經、肺經、脾經的失調，亦可引發耳鳴，而中醫典籍很早就已經把耳鳴當作辨症了。

接下來，我們不妨把中醫的觀點連結到西醫這一方面。

一、風熱侵襲的耳鳴：一些耳鳴的產生，是先有感冒之後耳鳴才發生。

二、腎精虧損的耳鳴：長期睡不好的人，是耳鳴的好發族群，然後耳鳴發生後，更是寢食難安。

三、肝火上擾的耳鳴：耳鳴的人大致會顯現出二種表現，一種是抑鬱低落，一種則是焦躁不定。這種焦躁不定的耳鳴就像是肝火上擾這一型。

四、痰火鬱結的耳鳴：相對於腎精虧損較多是尖銳耳鳴聲，痰火鬱結的耳鳴比較低沉一些，比如呼呼呼、轟轟轟這些低沉的耳鳴聲。

五、脾胃虛弱的耳鳴：既然是腸胃消化不好，整體顯現的是疲倦虛弱、食慾差。

如果能夠擷取中醫和西醫的優點，那麼治療許多種病症就會有豁然開朗的感覺。

案例13：三焦經

七十八歲農婦，拉耳垂的上方部位，由後往前拉幾下，耳鳴可立即消失，她說是完全消失，不是變小聲的那種，而且也不會暈。過一段時間後，耳鳴又發作時，再拉耳朵幾下，耳鳴又消失不見也不暈。

拉耳朵可以讓耳鳴消失，這對西醫來說實在不明白，因為沒有任何理論可以支持這個論點。但是以中醫觀點來看，或許能理解一些。把耳朵從後往前拉，會拉扯到三焦經，因為這條經脈是沿著耳朵後方由下往上走。沿途的穴道，翳風穴、瘈脈穴、顱息穴，都屬於三焦經。把耳朵由後往前拉，等於在拉三焦經。

什麼是三焦？就是體內最大的空腔總合，從胸腔、腹腔，到骨盆腔，這一個大大的空間，就叫三焦。傳統理論會告訴你橫膈膜以上，叫上焦，包含心跟肺；從橫膈膜到肚臍是中焦，內含脾跟胃；肚臍以下叫下焦，含有腸、腎、膀胱，其實中醫的下焦部位是下半部的腹腔再加上骨盆腔。菜市場殺魚時，魚販剖開魚肚，刀滑到魚下巴，就是剖開三焦。屠宰場殺豬，從胸部一路剖開到尾巴，然後把內臟清除，這也是剖開三焦。三焦就是包住內臟的空腔。

這位農婦說拉扯三焦經就能讓耳鳴消失，如果再聽她講下去，就會想到三焦經是不是有問題，她清晨四、五點時，左側肋骨會痛，由上往下痛，痛到腰部，接著要去廁所排便，如果不排便的話，肚子會痛；吃完早餐後，還要再去上一次廁所，這樣整個人才會舒服。肋骨在上焦，由上焦開始往下痛，到達下焦時，要去上廁所解便，不然會肚子痛。之後胃部要填塞一些食物，人才會感到舒服。胃部是在中焦。我想，如果由中醫來診治這位患者的話，或許可從三焦經著手治療。

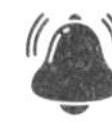

看懂聽力檢查報告

耳鳴、重聽、眩暈的人所接受的聽力檢查，就像眼睛驗光要看眼睛的度數一樣，耳朵看聽力，眼睛看度數。要怎麼知道聽力檢查結果是不是正常，就要看五個東西：

左右雙耳的平均聽力

黑色箭頭，右下角。R 是右耳，L 是左耳。數字越小聽力越靈敏；數字越大聽力越差。傳統分類是正常值在二十五以下，二十六至四十為輕度聽力損失，四十一至五十五為中度，五十六至七十為中重度，七十一至九十為重度，九十以上為極重度。

音量大小

綠色箭頭，左側。dB是分貝的意思，代表聲音的大小聲，數字大，聲音大；數字小，聲音小。五十分貝以上，聽力已經逐漸吃力了；七十分貝以上，聲音只能聽到一點，而且無法分辨在講什麼話了。

聲音高低

紫色箭頭，上方。Hz是頻率。代表聲音的高低音，數字小，代表聲音是低沉的；數字大，代表聲音是尖銳的。冷氣壓縮機是低沉的，餐廳碗盤收拾聲是尖銳的。常規測量六個頻率，二五〇、五〇〇、一千、二千、四千、八千。

紅右藍左，圈右叉左

紅藍二條線，或圈圈叉叉二條線。紅色是右耳，圈圈是右耳；藍色是左耳，叉叉是左耳。這二條線就是左右耳朵的聽力圖形。因為測量左右耳的六種頻率，所以會有從左到右的六個圈圈和六個叉叉。六個圈圈就是右耳的六個頻率，六個叉叉是左耳的六個頻率。

個別頻率的聽力

橘色箭頭，中央。先看左側第一個紅色圈圈，上方是頻率二五〇，表示這是低沉的聲音，對應到左側是十五分貝，那就可以說右耳聽到頻率二五〇的聽力是正常的。接著看第二個紅色圈圈，上方頻率是五〇〇，對應到左側是五分貝，表示右耳可以聽到頻率五〇〇的聲音，而且可以聽到極微小的聲音。這樣先看完右耳，把每一個頻率及分貝都看過後，接著再看左耳。

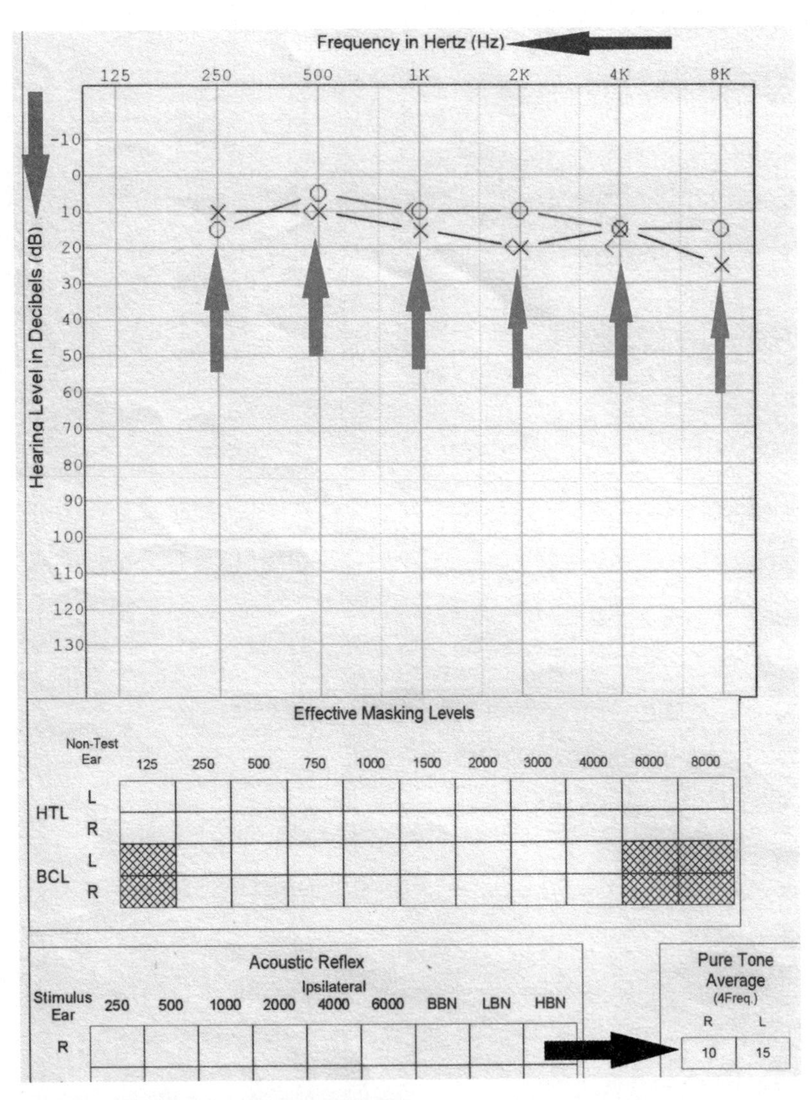

註：本檢查圖型為作者的聽力檢查圖型

再回到黑色箭頭，右耳十分貝，左耳十五分貝，這是平均值，算法是：不看二五〇及八千這二個頻率，而是只看頻率五〇〇、一千、二千、四千這四個頻率的分貝數，全部相加再除以四。例如右耳是（5+10+10+15）/4=10，左耳是（10+15+20+15）/4=15。

另外從聽力圖形上，大致上可以判斷出突發性耳聾、長期噪音引發的聽損、老年退化。而梅尼爾氏病的低頻聽損，因會有起伏變化，目前尚無統一標準，至於耳硬化症，則有固定的圖形。

眼睛驗光還有區分近視和散光的檢查，但聽力檢查則只是檢查可不可以聽到聲音而已，至於聽得清不清晰則是語言分辨聽力檢查，然而這樣的檢查雖無法作到精確，但至少是目前可作的檢查。

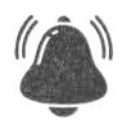

聽力檢查圖形

耳鳴，最需要作的檢查，只有二種，一個是讓醫生看耳朵，一個是聽力檢查。聽力檢查的報告是一個方塊，像是表格，上面標記著線條，這些線條的走向可以推測出幾種聽力問題。

一、紅色線，即使有起伏，但大致平坦的一直線，這是正常的聽力。很多耳鳴的人是這種圖形，幾乎找不出什麼病因，治療結果因人而異。

二、綠色線，左端平的，右端向下，這是典型的高頻耳鳴，占了耳鳴人口相當一部分，治療效果因人而異，但通常可從改善睡眠方向去著手治療。

三、黃色線，由左向右下降，比較少見，勉強可以和人溝通。這類的朋友也常有高頻耳鳴。

四、藍色線，左端在下，右端平平的在上方。很多人會說這是梅尼爾氏病，然而真正的梅尼爾氏病是少見的。如果突發性耳聾屬於這種圖形，治療效果會是相對較樂觀的，意思是很多人會改善或恢復到正常的聽力，有一些人去作針灸，聽力也能恢復。雖然耳鳴治療極其困難，然而這種聽力檢查圖形的耳鳴，算是困難之中相對比較好復原的。臨床經驗上，這種聽力類型也算是很特殊，即便已經過了好幾年再治療，仍有人可以改善。

五、咖啡色，在圖形下方，大致平坦的一直線。如果是突發性耳聾，很多人會經歷眩暈大發作，在黃金治療時間內，通常可以部分恢復，少數可全部復原。一看到這種圖形，必須積極和時間賽跑，把握治療的時間。

六、黃色線，罕見。但低頻的聽力有機會可以恢復到一定程度。

結論就是低頻會比高頻恢復機率要高，把握時間治療、切莫熬夜。

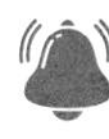

耳鼻喉科的耳朵檢查

醫院中耳朵相關的檢查，目前健保申報上，還保留了二十多種檢查。

一、純音聽力檢查

就是聽力檢查，用來判斷聽力好或不好。純音是以單一頻率的聲音來作檢查，另一種不是以純音的聽力檢查，則是語音聽力檢查。當你能夠聽到聲音，而且這個聲音是最小聲的極限，如再小聲就聽不到了，這個音量就叫閾值。常人的聽力閾值在二十至二十五分貝，聽損或重聽的人，其聽

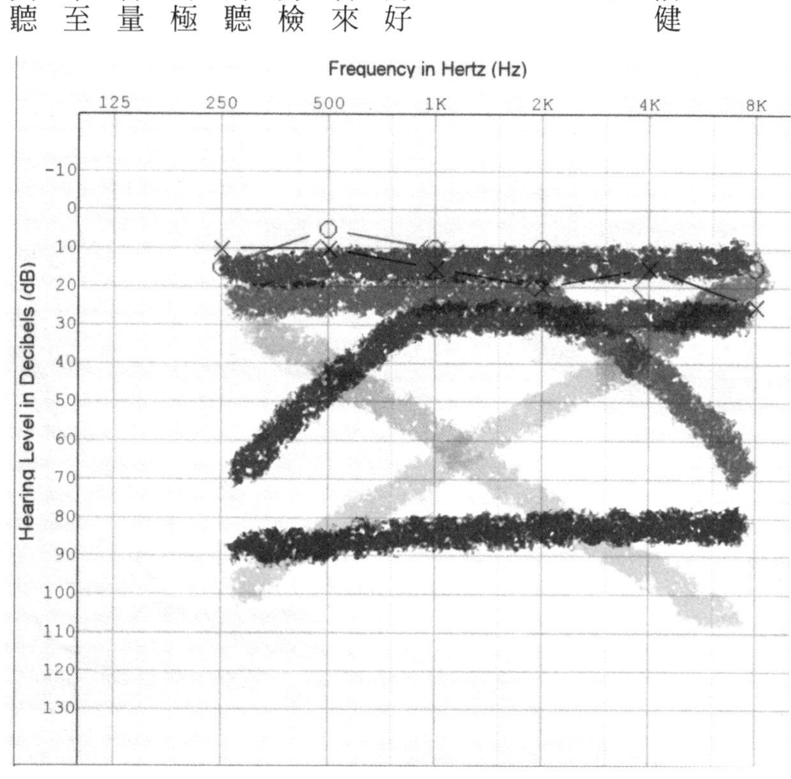

力閾值會比較高。

二、聽性腦幹反應檢查

檢查耳朵神經傳導至大腦的這條傳輸訊號的過程是否正常。我們假設耳蝸內的毛細胞受損了，那麼傳輸訊號至大腦的強度應該會比健康的耳朵要弱一點；我們也假設如果神經上長了腫瘤，那麼傳訊號至大腦的時間應該會比健康的耳朵要慢一點。

三、響音重振檢查，又稱複響

這是聽力損失的一個特徵。複響說的是小聲的聽不到，大聲的受不了。一般小聲，我們還可以聽得到，但複響的人會說聽不到，一般大聲，我們也還好，就是覺得大聲而已，但複響的人卻會說聲音太大聲大到受不了。

四、鼓室圖檢查

檢查耳朵內的壓力變化與耳膜的變化，再由耳膜的變化去看中耳的壓力。如果施加的壓力大，則耳膜也會跟著變化，如果耳膜有破洞，你所施力的壓力會從破洞進入中耳，耳膜是不太會變化的。還有中耳內有積水，耳膜也不太會因壓力而變化。

五、聲場聽力檢查

這是另一種聽力檢查。嬰幼兒太小了，無法告訴大人可不可以聽到聲音。為了知道嬰幼兒小朋友的聽力，我們把他們放在房間內，看看他們聽到聲音是否會去轉頭去注意聲音。

六、語言分辨聽力檢查及語音接收閾值檢查

聽到聲音是一種檢查，能聽清楚在講什麼話又是另一種檢查。

七、響音衰退檢查

檢查耳蝸之後的病變，同一個聲音，會越聽越小聲。耳蝸後指的是耳蝸到大腦這一段。

八、X光

耳部的X光，可以照出內耳聽道的大小。醫生開立檢查單，影像放射人員會依據檢查部位，以不同角度照射。

九、耳蝸誘發聽力檢查

顧名思義，就是檢查耳蝸，以聲響去誘發耳蝸反應，記錄電位，以評估耳蝸的功能。聲音從空氣傳到內耳，再由內耳以電能方式傳到中樞。我們所記錄的是耳蝸的電位。

十、耳聲傳射檢查

耳蝸內的毛細胞，可隨淋巴液波動而擺動，這樣的擺動會發出非常微小的聲音，我們以精密麥克風置於外耳去偵測。如果擺動減少了，就可能是毛細胞有問題。

十一、鐙骨肌反射檢查

中耳腔的肌肉反射檢查。鐙骨是中耳的三根小骨頭之一，若是突然聽到大聲，為了保護耳朵不受那當下的巨大聲音傷害，鐙骨肌收縮，拉住了鐙骨，等於把鐙骨固定不動，目的是不讓太多的能量經由聽小骨傳入內耳。如果是重聽，則鐙骨肌反射就會異於常人。

十二、鐙骨肌反射衰退檢查

鐙骨肌反射有時間性，比如說正常人可以維持十秒，那麼如果能維持不到十秒鐘的話，就考慮是不是耳蝸後的病變。

十三、聽覺穩定狀態電位反應

純音聽力檢查是主觀的，有聽到聲音就按下按鈕，沒聽到聽聲就不用按下按紐，假如申請保險或法律方面的考慮，故意詐聾，假裝聽不到了，這時聽力檢查就不準確了，所以為了客觀找出各個頻率的聽力閾值，可使用聽覺穩定狀態電位反應檢查。

十四、核磁共振

大腦掃描，檢查重點是看軟組織，例如大腦腫瘤，若配合顯影劑，則可突顯血管。

十五、超音波

檢查頸部血管。

十六、睡眠檢查

檢查是否睡眠呼吸中止。打鼾不一定會睡眠呼吸中止，而睡眠呼吸中止是會缺氧的。如果是嚴重的睡眠呼吸中止，也表示一整個睡眠期間，常常處在缺氧狀態。

十七、內耳溫差檢查

眩暈的檢查。

十八、重心動搖儀檢查

眩暈的檢查。

十九、前庭誘發肌電位

檢查前庭病變。完整前庭器官包涵了三個半規管、球囊、橢圓囊。

二十、眼振圖檢查

看眼睛的震動，判斷眩暈。

二十一、電腦斷層

大腦掃描，特別是骨頭部位會比較清楚，通常使用高解析的顳骨掃描。

此外還有內視鏡檢查（可看鼻咽有無腫瘤）、耳道的檢查。除了耳朵的檢查，耳鼻喉科還有鼻阻力檢查，喉嚨有喉閃頻檢查（檢查聲帶），吞嚥有食道攝影或安排胃鏡檢查。如果涉及到癌症，還有正子攝影、骨骼掃描，再不然還有最基礎的抽血，看看生化與免疫功能。在所有的耳朵檢查，最重要的還是耳道及耳膜的檢查，第二重要的才是聽力檢查。大腦有沒有長出腫瘤則只能依靠核磁共振檢查（MRI），如果是電腦斷層（CT）去檢查聽神經瘤，則因黑白灰階顯色的關係，並不容易看出來。

人體有許多器官，心、肺、肝、眼、鼻、腎等等，每個器官都有專屬的檢查，但唯獨耳朵這個器官，擁有最多種、最多樣的檢查。可是至今為止，耳鳴、眩暈、突發性耳聾的發生原因，仍舊難以追查。

仔細再看一下前述的二十多項檢查，竟然沒有一項檢查是耳鳴的檢查，能夠沾上邊的，也只是核磁共振檢查以及內視鏡檢查而已，換句話說，要知道耳鳴發生的原因，實在很難以從檢查報告上得知。

最重要的檢查

不管耳朵有什麼樣的狀況，在所有檢查中，有二個是最重要的檢查無法省略掉，一個是檢查耳道，就是讓醫生直接看耳朵，另一個檢查就是聽力檢查，看看耳朵聽不聽得到聲音，就像眼睛去驗光，檢查近視或散光度數。

案例14：自律神經失調

二十八歲南部男碩士生，北上唸書。曾參與街頭社會運動，在推擠之中，發生耳鳴，之後焦慮失眠，求助許多醫生，藥石罔效，後來轉去身心科治療，接受自律神經失調檢查，作法是測量左右雙手的脈搏心跳，檢查報告指出是交感神經亢奮。耳鳴是否起因於自律神經失調？學理上雖然說的通，但是實務上仍無法證實自律神經失調會導致耳鳴。所以自律神經失調的檢查結果，也只能當作參考，並不能作為確切的診斷依據。

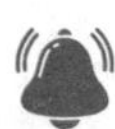

耳朵檢查的重點

不管是重聽、耳鳴、眩暈，最常做的二種耳朵檢查，一個是由醫師直接看耳朵，另一個是純音聽力檢查。如果是眩暈，就可會再加做溫度的檢查，就是把一些熱水、冷水、熱空氣或冷空氣灌入耳朵內，耳朵雖然不舒服，但會因此而產生冷熱的變化。耳朵有個天生的弱點，很怕溫度一下子變冷，一下子變熱，這樣的冷熱變化，就可能會導致頭暈，嚴重時，甚至有人還沒作完檢查，就直接嘔吐出來。既然這樣檢查會讓人不舒服，為什麼醫師還要這麼做呢？醫師的目的是要用人為的方式讓你產生頭暈，再把頭暈的過程記錄下來，這樣有助於辨別出頭暈是不是由大腦引起的。

直接看耳朵

醫師看你的耳朵，會看二個地方，一個是耳道，另一個是耳膜。有的耳道是彎曲的，有的耳道是直直的，耳道的最裡面，就是耳膜，台語叫耳鏡，如果是彎曲的耳道，就不容易把最裡面的耳膜看清楚，就像彎曲的隧道，不容易從隧道這頭看到另一頭，必須把耳朵往後拉，或往上拉，這樣一來，耳道會被拉直，可以把耳膜看得清楚一點。

耳道如果發炎，通常就是痛，不過這種發炎極少引發耳鳴，如果耳垢夠多，多到可以把耳道塞滿的話，就有可能產生耳鳴或耳悶。耳垢是由耳道的皮膚混合腺體產生的，天天都會產生，就像頭皮屑一樣。雖然如此，但它們不太需要清理，因為體積很小，當它們掉出耳朵時，根本沒有感覺，如果養成了挖耳朵的習慣，就很可能改變了耳道的生態，使得耳垢越挖越多，也可能部分耳垢沒挖出來，反而越挖越往裡面推動，最後造成阻塞。小貓、小狗從小到大從未清除耳垢，這是因為耳朵天生就有自我清理的功能，清理的意思是指耳垢會往外掉出來，唯獨人類會去挖耳垢，改變了耳朵生態。

耳膜也是一種皮膚，很薄。耳膜以外的叫外耳，耳膜以內的是中耳，中耳再往更裡面的是骨頭，骨頭內部有內耳，內耳就是耳蝸。換言之，內耳是包在骨頭內，而中耳是介於耳膜和骨頭之間，這個空間很小。我們說的中耳炎，指的就是這個空間發炎了，除了痛，也可能影響到聽力，有人也會頭暈、耳鳴，也有悶脹感。當發生突發性耳聾時，有的醫師會打類固醇到耳朵內，其實就是在耳膜打針，把類固醇藥水灌進中耳這個小小的空間。醫師看耳膜，主要是要判斷中耳有沒有發炎。

耳朵聽力檢查

看完耳朵，接著作聽力檢查。聽力檢查就像眼睛驗光一樣，如果一・〇的看不清楚，就換〇・八看看，如果還看不清楚，就再換〇・六的看看，一直找到視力是在多少度數為止，耳朵的聽力檢查也是這樣檢查。如果小聲的聽不到，就增加一些音量，如果還聽不到，就繼續再增加音量，直到可以聽到聲音為止。

耳朵的聽力檢查比眼睛要複雜得多，眼睛只有一個度數，比如近視二百度，就是二百度，近視四百度，就是四百度，沒有一隻眼睛會同時近視二百度和四百度的。但耳朵不一樣，當耳朵聽到低頻的聲音，它是一種分貝，聽中頻的聲音，又是一種分貝，聽高頻的聲音，又是另一種分貝。一般的聽力檢查會檢查六種不同頻率，所以耳朵至少有六種不同頻率的分貝，這比起眼睛只有一個度數，確實要來得複雜。一副眼鏡只需配一個度數鏡片，但一副助聽器卻有許多頻率與分貝，要配到適合的助聽器必須多次調整。

不管是重聽、耳鳴、眩暈，遇到了，最重要的第一個檢查，就是讓醫師親眼看看你的耳朵。

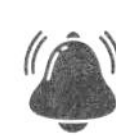

耳鳴的形容詞

我們對耳鳴聲音的形容，通常有蟬叫聲、馬達聲，或是擬聲詞像是嚶嚶嚶、噓噓噓、隆隆隆、機機機、吱吱吱、嗯嗯嗯、嘶嘶嘶、嗡嗡嗡、哆哆哆、框框框等等，我們的語言及文字有許多是可以形容耳鳴的聲音。英文對耳鳴聲音的形容，則沒有像我們有那麼多的文字可以形容。

英文大約只有六個單字來形容耳鳴聲，這六個單字幾乎涵蓋了所有耳鳴的聲音。

一、Hissing，嘶嘶嘶，西西西，像瓦斯漏氣的聲音。

二、Ringing，像鈴聲般的高音，金屬撞擊聲就這類。

三、Roaring，轟轟轟，隆隆隆，吵鬧的聲音。

四、Clicking，滴答聲、開關的聲音。

五、Buzzing，蜂鳴聲，嗡嗡嗡。

六、Humming，低沉嗚嗚聲，鼻音也是這類，汽車引擎聲也是這類，飛機艙內的聲音也是低沉的。

英文以這六個字去形容耳鳴的聲音，有高音頻，也有低音頻，不過一個人的耳鳴聲音通常不太會變化。普遍來說，高音頻的聲音比較讓人無法忍受，如果頻率的高低產生變化時，也常常合併耳鳴變大或變小。

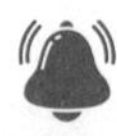

耳鳴是原因不明的

現今已有不少關於耳鳴成因的說法，然而我們仍舊不清楚耳鳴的全貌，耳鳴可能與耳聾有關，可能與眩暈有關，可能和噪音有關，即使我們有超過十種的檢查，卻沒有一種檢查可以在檢查報告中說出耳鳴是什麼樣的病。雖然如此，聽力檢查還是有必要的。

那麼耳鳴到底是什麼病？

有人是耳鳴，有人是腦鳴，無論是哪一個地方發出來的，只要熬夜、不休息、壓力大、把身體弄到很累又晚睡，耳鳴就有可能變得大聲；如果加上噪音轟炸耳朵，這樣耳鳴可能會更大聲。

耳鳴的原因雖是不明的，不過似乎有一些線索可以說明，那就是耳鳴和睡眠不足、休息不夠、壓力過大有所關連，換言之，耳鳴可能是一種睡眠、壓力相關的病症。

如果長期沒有睡飽、工作壓力大、經濟壓力大、生活壓力大、情緒又不穩，這樣一來，怎麼可能讓耳鳴改善呢？面對耳鳴，靈丹妙藥所改善的睡眠、壓力、情緒都只是一時的，唯有改變睡眠習慣、工作環境、生活態度，才是最根本之道。

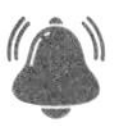

耳鳴人口有多少？

耳鳴的人口到底有多少？目前並無確實的數字，根據全世界各地的研究，大約是人口的十％左右，也有人說十五％或二十％，數據之間的差距有些大，但是保守估計至少占了十％以上的人口，也就是說，當你去到群聚的地方，比如大賣場、車站、演唱會、廟會、跨年、菜市場等地，放眼看去，那些人來人往的潮流裡頭可能就有十％的人有耳鳴。

數字的統計是困難的，因為無法把全部的人一個一個叫來問，而且有耳鳴的人也不一定會去看病，所以我們現在所看到的耳鳴數字統計，都是以那些有來看病、有在治療耳鳴的病例作為基礎，去推測全部耳鳴人數。

如果說十%的人有耳鳴，那就意味著台灣有二百三十萬人有耳鳴。竟有這麼多人！其實多數人並不受耳鳴影響而改變了生活作息，因此真正會走出來尋求治療的人數應該還要更少，我們就先假設是一%，以台灣來說，就是二十三萬人受苦於耳鳴而來看病。真正會去看醫生治療耳鳴的人數，確切的數字仍待研究。現在我們不妨自己想像或估計一下：

星期一，在台灣北部各大醫院、診所看耳鳴的人，至少有上千人，因為一個耳鼻喉科的門診，就有為數不少的人是看耳鳴的，這時把台灣北部的人數累積下來，那就很可觀了，同樣地，在中部地區也一樣是上千人在看耳鳴，在南部一樣也是上千人，這些通通都在星期一看耳鳴。

到了星期二，又換了另一批人在看耳鳴。到了星期三，又有新的一批人出來看耳鳴，星期四、星期五、星期六，也同樣有不同的人出來看耳鳴。這一整個星期下來，就累積超過上萬人在看耳鳴。到了下個星期，一樣有新的一批成千上萬的人在看耳鳴。

每一天，每一週，每一月，都有成百、上千、破萬的人在看耳鳴，照這樣估計下來，一%的人數或許距離真正的就醫人數不遠了。這群人根本無法從外觀看出，他們可能是我們的親人、朋友，也可能是陌生人，他們在我們旁邊走路、講話，可以和我們正常互動，但我們卻難以體會他們所聽到的耳鳴聲。這些耳鳴的人口，不分族群、職業、貴賤、男女，不是每一位都會去看醫生，假如所有的二百三十萬人都來看醫生，那豈不是塞爆了所有的醫院、診所，把整個台灣醫療體系都癱瘓掉了嗎？所以，雖然耳鳴的人很多，但並非每一位都會去看醫生。

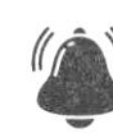 耳鳴匹配

耳鳴聲音到底是什麼聲音？聲音有多大呢？目前可以採用耳鳴匹配這樣的方式，來找出耳鳴的頻率以及耳鳴的響度。

頻率匹配的作法，就是從低頻率一直到高頻率，以不同音調的聲音去讓耳鳴的人聽，看看是不是類似或相同於自己的耳鳴。這種匹配的作法，類似於淘金，把不是金子的沙子淘汰掉，只留下金子。同樣地，排除不是耳鳴的音調，然後確認出耳鳴的音調，這時候，我們還能把之前作的聽力檢查拿出來比對，有研究發現聽力損失的頻率，近似於耳鳴的頻率，於是指出耳鳴是因聽力損失有關連。然而亦有研究認為，聽力損失與耳鳴二者是無關連的。

響度匹配的作法，是先找到耳鳴的音調後，再從小聲到大聲，以不同的響度來讓耳鳴的人去

聽看看，比較耳鳴到底是多大。以我的臨床經驗來說，多數響度小的耳鳴，反而讓人容易有負面情緒。

遮蔽作用

既然有了匹配方式去找到耳鳴的響度，我們也可以修改匹配作法，改成不匹配。以不同的音調，不同的響度，去看看耳鳴是否可以被遮蔽掉。如果我們知道了某個音調和某個響度可以把耳鳴遮蔽掉，那接下來就以一分鐘的時間遮蔽耳鳴，然後停止遮蔽後，看看耳鳴是否可以消失或是變小聲。那麼，建議耳鳴的人接受遮蔽治療嗎？這得根據耳鳴是否能有效緩解，還有緩解的時間可以維持多久，再來考慮是否使用遮蔽方式治療。

案例15：吹頭髮

三十四歲國營事業的外包商，在一次工程中，沒人敢下去下水道排除阻塞廢土，外包商看不下去，自己孤身一人下去，在下水道的環境中，空氣不好，噪音巨大，渾身髒汙。結束工作上到地面時，一耳轟轟叫，回家睡覺起床，轟轟聲沒有消失，自此轟轟聲干擾著生活，難以入眠。不過外包商發現，一天之中最舒服的時間是洗完頭，吹頭髮時，吹風機的聲音可以把轟轟聲遮蔽，讓他聽不到轟轟聲，當下覺得能吹多久的頭髮，就吹多久。

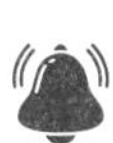

評估耳鳴的嚴重程度

打針會不會痛？因人而異。有人很害怕打針，有人不怎麼害怕打針，每個人對疼痛的感覺並不相同。同樣地，耳鳴有多麼嚴重、可怕也因人而異。有人說耳鳴很痛苦，有人說耳鳴還好，同樣的耳鳴，人人感受不同。那麼要如何評估一個人的耳鳴？

目前有許多版本可以評估耳鳴的嚴重性，但是評估方法都是採用問卷的方式作答，就是問耳鳴當事人的感受，如果你覺得耳鳴痛苦，那就真的痛苦，如果你覺得不痛苦，那就是不痛苦。問卷的題目有些很多，有些很少，有些問得很仔細，問你的生活、工作、情緒各方面，有些就問得比較簡單。原來耳鳴的嚴重程度並非靠儀器設備去檢查，而是問你覺得嚴重或不嚴重。

案例16：害怕打針

四十三歲香港公務員，右側耳鳴，來台治療，我說等一下要打針，香港人說會害怕打針，但為了耳鳴好，願意一試。打針當下，香港人全身發抖震顫，一分鐘後，香港人的耳鳴變得尖銳。隔天耳鳴變小聲，回到原本的音量，我又問香港人還願意再試試打針治療嗎？香港人害怕極了，不敢再打針。

第二章　是耳鳴還是腦鳴

為什麼要區分耳鳴或腦鳴？

腦鳴不是在耳朵內的聲音，而是耳朵以外的聲音，那是否還與耳朵內的聽覺神經、耳蝸內的毛細胞有關連呢？即使我們還不知道耳鳴或腦鳴的確實原因，但我們傾向把耳鳴聚焦在耳朵內或耳朵神經上面；假如是腦鳴，那就把焦點移到耳朵以外的問題。

有人會說腦鳴時整

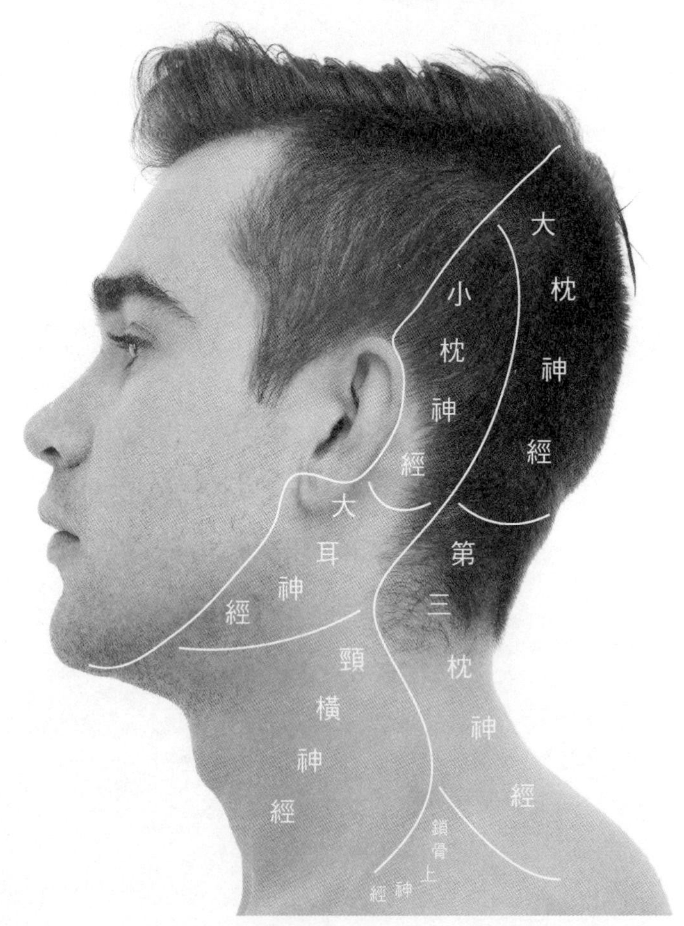

個頭都是聲音，有人說右邊比左邊大聲，有人說頭部有一個區域一直叫，還有人說聲音會跑來跑去。這些腦鳴的人不會說左耳內聽到或右耳內聽到。那腦鳴問題會不會是在大腦內還是大腦外呢？

將耳鳴和腦鳴以不同部位區分開來，看待他們的觀點會不一樣，治療的想法也就不一樣了。

案例17：頭鳴

六十五歲退休警官，長年頭鳴，已經記不清楚何時開始頭鳴，也不清楚是什麼事而造成頭鳴。警官可以明確指出頭鳴位置在頭頂正中偏左的位置，範圍約五十元硬幣。不管如何搓揉、拍打、按壓，頭鳴都不會有變化，也不管睡得好或不好，頭鳴從未改變，不會變大聲，也不會變小聲。

案例18：顳顎關節

四十六歲女珠寶設計師，左耳鳴，左側顳顎關節疼痛，不太敢咬硬的東西，如果吃花生、堅果，則只能使用右側牙齒咀嚼。我請病人張口，再以針扎左側顳顎關節，針扎後，病人左側顳顎關節疼痛減緩，同時耳鳴也減緩。

案例19：耳朵周邊打針

六十一歲從事家庭代工的太太，產品是外銷國外的日用品，右側耳鳴至少十年，有時會因耳鳴而失眠，有時不會失眠。我在耳朵周邊，前方耳門穴，後方瘈脈穴，上方角孫穴，下方翳風穴，這四個位置打針，耳鳴可舒緩一段時間。這不禁讓人懷疑，耳鳴的源頭是在耳朵內，還是耳朵周邊的肌肉呢？

耳鳴或腦鳴的差別

耳鳴和腦鳴既然不一樣，那麼判斷的準則，就看聲音是在哪裡被聽到的。在耳朵以內，還是耳朵以外的地方。

耳鳴，就只是局限在耳朵內聽到聲音，已知的原因有中耳炎、內耳病變、耳朵神經、耳硬化症、梅尼爾氏病等問題。如果不是在耳朵內的聲音，那就是腦鳴，所以發生原因也就不傾向是中耳炎、內耳病變或耳朵神經的問題。

臨床上，還有一類很難定型，它們位在耳鳴和腦鳴之間的模糊地帶，例如搏動性耳鳴，這是耳朵內所聽到的聲音，但發生原因卻在耳朵之外。顳顎關節也是很奇怪的類型，雖然關節在耳朵之外，但位置就剛好在耳朵附近，引起的也是耳鳴。

總結來看，我們可以按照發生部位來區分耳鳴和腦鳴：

一、耳鳴，引發原因是中耳炎、內耳病變、耳朵神經，這就是很單純的耳朵引發的問題。

二、腦鳴，只要不是耳鳴，都通通歸為腦鳴。

三、無法區分，例如搏動性耳鳴、偏頭痛、顳顎關節、基底動脈類型的鳴叫。

假如我們可以用發生部位來區分耳鳴和腦鳴，等於提供了另一種視角來治療。因為既然腦鳴不是中耳炎、內耳病變或是聽覺前庭神經引起的，那麼照理說應該和耳鳴的治療是不一樣的。

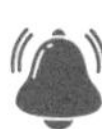

三個原則區分耳鳴與腦鳴

耳鳴是感受到聲音由耳朵發出，腦鳴是感受到耳朵以外的地方發生鳴叫聲，能感受的地方就在頭部，所以也稱作顱鳴或頭鳴。至於感受到頸部或胸部有鳴叫聲，我還沒有遇過這樣的案例。

我們知道了耳鳴和腦鳴，看似這麼簡單，可是還是難以區分，為什麼？突發性耳聾後的耳鳴，應該是耳鳴不是腦鳴。尼爾氏病的耳鳴，也應該是耳鳴不是腦鳴。耳朵有悶塞感的，也應該是耳鳴不是腦鳴。噪音性傷害的耳朵，也應該是耳鳴不是腦鳴。以上四例，都是明確知道哪一邊的耳朵有問題，所以應該不算是腦鳴。

頭頂有聲音或是後腦有聲音，這是明確指出腦鳴的地方。那剩下的，就是不能確定是耳鳴或腦鳴了。其實真正困擾人的，是不知聲音是從耳朵發出的還是大腦發出的，現有三個原則供作參考：

判斷原則

原則一：通常，耳鳴不會跑來跑去。方法之一，先蓋住左耳，去聽左耳；然後放開左耳，再去蓋住右耳，聽右耳。如果一邊有聲，一邊沒聲，那就是耳鳴，不是腦鳴，因為耳鳴不會從左邊跑到右邊。方法之二，如果聲音一下左邊，一下右邊，這種跑來跑去的比較像腦鳴，因為耳鳴是固定在耳朵的，不會跑來跑去。

原則二：通常，腦鳴只有一種聲音。當你蓋住左耳，聽左耳的聲音。放開左耳，去蓋住右耳，聽右耳的聲音。一次只聽一邊耳朵的聲音，如果兩邊耳朵的聲音是一樣的頻率，那比較像腦鳴（可能會有大小聲，但不重要，重要的是頻率）。反之，如果兩邊聽到是不一樣的頻率，那麼就是耳鳴，因為腦鳴是整個頭會產生共鳴，而且雙耳都可以聽到，不會有一邊聽到腦鳴，另一邊卻聽不到腦鳴。

原則三：通常，腦鳴和耳鳴只有一種聲音，但有時耳鳴也會變聲。蓋住左耳，聽左耳，蓋住右耳，聽右耳，一次只蓋住一邊耳朵，去聽蓋住的耳朵。如果一邊可以聽到二種或更多種聲音，那就傾向是耳鳴了，以下舉例說明。

舉例說明

例一：只有一種腦鳴聲：左耳可聽到一種聲音，右耳也聽到一種聲音，這二邊的聲音應該相同的（不用管哪一邊大聲，哪一邊小聲）。

例二：有二種腦鳴聲：左耳可聽到二種聲音，右耳也聽到二種聲音，這二邊的聲音應該相同的（不用管哪一邊大聲，哪一邊小聲）。

例三：只有一邊有耳鳴：左耳聽到的和右耳聽到的會是不一樣的。

例四：二耳都有耳鳴：左耳聽到的和右耳聽到的會是不一樣的，因為不可能二耳都是相同的頻率。

例五：左耳有二種以上的耳鳴聲：只有左耳才能聽到，右耳聽不到左耳耳鳴聲。

結論……

一、如果聲音會跑來跑去，一下在左邊，一下在右邊，那就比較像是腦鳴。

二、如果聲音是二種或二種以上，那就比較像耳鳴。

三、先不用管大聲或小聲，判斷左右兩邊所聽到的聲音是不是一樣，如果是一樣的，那就比較像腦鳴，如果二耳的聲音不一樣，那就比較像耳鳴。

那麼有沒有人是耳鳴加腦鳴？有，一定有。

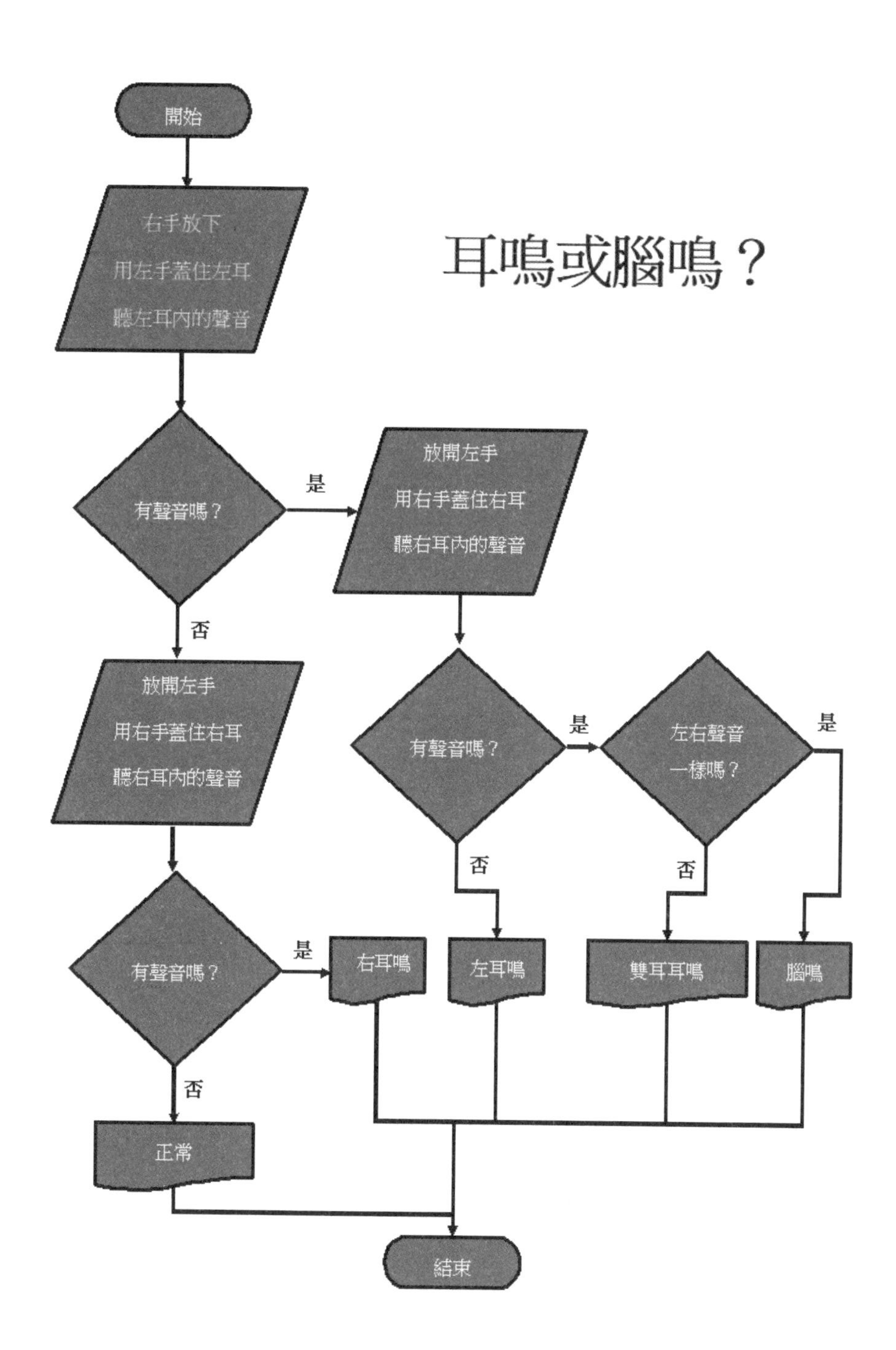
開始
右手放下
用左手蓋住左耳
聽左耳內的聲音
耳鳴或腦鳴？
有聲音嗎？
是
放開左手
用右手蓋住右耳
聽右耳內的聲音
否
放開左手
用右手蓋住右耳
聽右耳內的聲音
有聲音嗎？
是
左右聲音
一樣嗎？
是
否
否
有聲音嗎？
是
右耳鳴
左耳鳴
雙耳耳鳴
腦鳴
否
正常
結束

第三章　耳鳴的分類

耳鳴是什麼聲音？

不管是耳鳴或腦鳴，多數的人是持續的、高音的，少數的人是一陣一陣的、低音的。

什麼叫高音？就是「ㄍㄧ」（gi）、「ㄐㄧ」（chi）、「ㄙ」（s）之類，一聽就是比較尖銳的聲音。

什麼叫低音？就是「ㄏㄨ」（hoo）、「ㄎㄨㄤ」（kuang）、「ㄆㄛ」（po）之類的。

從注音符號去分類，多數的耳鳴聲會含有「ㄐ」、「ㄑ」、「ㄒ」、「ㄙ」、「ㄔ」。以英語拼音來說，就是有「ch」、「q」、「s」、「ts」。這些全是屬於高音頻率的聲音。正常人的生理性耳鳴，也偏向高音頻率，低音頻率的耳鳴聲相對較少，注音符號就會含有「ㄨ」、「ㄡ」，以英語拼音來說，就是含有「oo」、「ou」。

另外高音頻率和低音頻率的耳鳴聲音差別，在於高音頻率是以明顯的「氣音」或是「輔音」在發音，以聲韻學分類是屬於「齊齒呼」或「塞擦音」、「擦音」，以空氣摩擦齒、舌、牙、脣，產生較高頻率的聲音；而低音頻率是以「合口呼」的母音為主，以嘴型產生不同聲音。

雙側耳鳴的患者，很多是從一邊耳鳴開始，然後才發展出另外一邊的耳鳴。這種從一邊進展到另一邊的耳鳴，通常兩邊不是同樣的耳鳴聲，而是一邊是高音頻的，另一邊是低音頻的。而腦鳴的人，因為不容易區分聲音是從哪一邊耳朵來的，所以腦鳴聲聽起來像是一種聲音，比較不像二種高音頻和低音頻的聲音。

臨床上，無數耳鳴朋友在形容他們耳鳴的聲音時，我注意到有四個注音符號是從沒出現在門診的，那就是「ㄦ」（er）、「ㄚ」（a）、「ㄞ」（ai）、「ㄜ」（e）。

耳鳴的聲音雖是無數種的，很多人還不止一種聲音，但高音頻率的耳鳴常常比低音頻率的耳鳴更讓人不舒服。

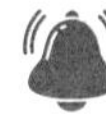

耳鳴分類

耳鳴的分類有很多種，每種分類都不衝突。最入門的分類是主觀性與客觀性耳鳴。從這個分類開始，我們集中討論主觀性耳鳴，至於客觀性耳鳴幾乎都以個案來討論。由主觀性耳鳴開始作分類，可先將簡單、容易區別的提出來，像是與心臟血管的搏動有關，也就是搏動或脈動式耳鳴。剩下的耳鳴還有很多種變化類型，比如合併突聾、合併聽損、合併眩暈、合併頭痛、合併心理性、合併體感異常、以及創傷引起的耳鳴。其中，體感異常說的是肩頸顎引起的；合併頭痛的耳鳴，可能被歸為偏頭痛性的耳鳴；聽損的耳鳴，則可能是退化引起的。實際上，一百個人的耳鳴，應該有一百種形成的原因。至今，還偶爾會碰見沒有被歸類的耳鳴，例如風溼性耳鳴，空氣中的溼度開始變化前，耳鳴就先變化。還有顏面神經麻痺、帶狀泡疹、三叉神經痛、耳咽神經、迷走神經引發的耳鳴，這群朋友為數不少，但卻少有人去關注。

為什麼要分類？

耳鳴的分類原則，就是先把可以分類的先分類，剩下還沒分類的，就再繼續分類。分類的目的是什麼？就是歸納與演繹。歸納就是把許多耳鳴合為一類，演繹就是把一類耳鳴推演到許多類。如果可以將耳鳴分類，那就意味著這一類的耳鳴可能有共同的原因；如果這一類的耳鳴是這樣的原因，那麼是否其他類的耳鳴也可以有類似的想法呢？將耳鳴作不同分類的目的是為了找到可以治療的方法。

少數可知原因的耳鳴

最基本的聽力檢查無法確認耳鳴的原因，只能告訴我們耳朵的聽力是好或壞，不過仍有極少數案例可以透過僅有的幾種檢查知道耳鳴病因。

一、耳硬化症可由聽力檢查看出一些端倪。

二、聽神經瘤可由聽性腦幹反應看出一些異常，再由核磁共振確認腫瘤。

三、中耳炎則由醫生親自檢查耳朵，大概就能看出。

四、噪音性傷害，則由醫師用問的、病人用講的，就大致能推測了，再配合聽力檢查圖形，就更加準確。

五、鼻咽癌可經由內視鏡判斷。

六、耳垢堆積，可在門診移除，只要一移除就能馬上知道耳鳴會不會立即消失。

七、血管異常，沒有人能從外觀就知道血管有沒有異常，通常要靠腦部血管攝影檢查才能知道。

前述情形是比較可以明確知道耳鳴的原因，但終究是少數案例而已，其他百分之九十九的案例是不知道原因的。或許你會好奇，網路上隨便找一找，都可以看到許多耳鳴的原因，數一數都有十種以上的原因：舉凡神經退化、內耳水腫、梅尼爾氏、病毒感染、血液循環不良、藥物引起、胃食道逆流、甲狀腺、梅毒等等。即使是耳鼻喉科的原文書也列出了六類數十種原因，然而這許多病因還是要回到真實世界，那就是極少數人可以知道病因，而多數人的耳鳴是不明原因。

案例20：視神經炎

四十七歲銀行櫃員，有數年耳鳴，未治療，近年來視力退化，在銀行工作需要使用眼力，數字可不能看錯，每天中午後，視力會明顯變得更模糊，經由眼科醫師診斷為視神經炎，治療後，眼力好轉改善，耳鳴竟然也跟著好轉改善。

鼻咽癌可能會造成六種症狀，其中有二個症狀就是耳鳴與視力模糊。這位視神經炎的銀行櫃員，正好有這二種症狀：耳鳴與視力模糊，好在他在眼科那邊已診斷出視神經炎，並不是鼻咽癌，經過治療後，視神經炎已獲改善，同時耳鳴也跟著改善。到底視神經跟耳神經有沒有關連呢？或許視神經和耳神經應該是沒有關連的，頂多只是在部位上，二條神經很靠近而已。

週期性耳鳴

週期是指經過一段時間後，又重覆出現。週期性耳鳴是一種特殊型態的耳鳴，它反覆出現，時而大聲，時而小聲，端看週期而定。週期性耳鳴還可以再分二類，規律週期和不規律週期。

規律週期

1. 一天大聲，一天小聲。
2. 二天大聲，二天小聲。
3. 二天大聲，一天小聲。
4. 一天大聲，二天小聲。
5. 早上小聲，下午大聲。
6. 一天大聲，再逐日降低到小聲。

不規律週期

今天起床，如果耳鳴是大聲，那就一整天大聲。

今天起床，如果耳鳴是小聲，那就一整天小聲。明天起床是大聲或小聲呢？現在還不知道，也無法預測。

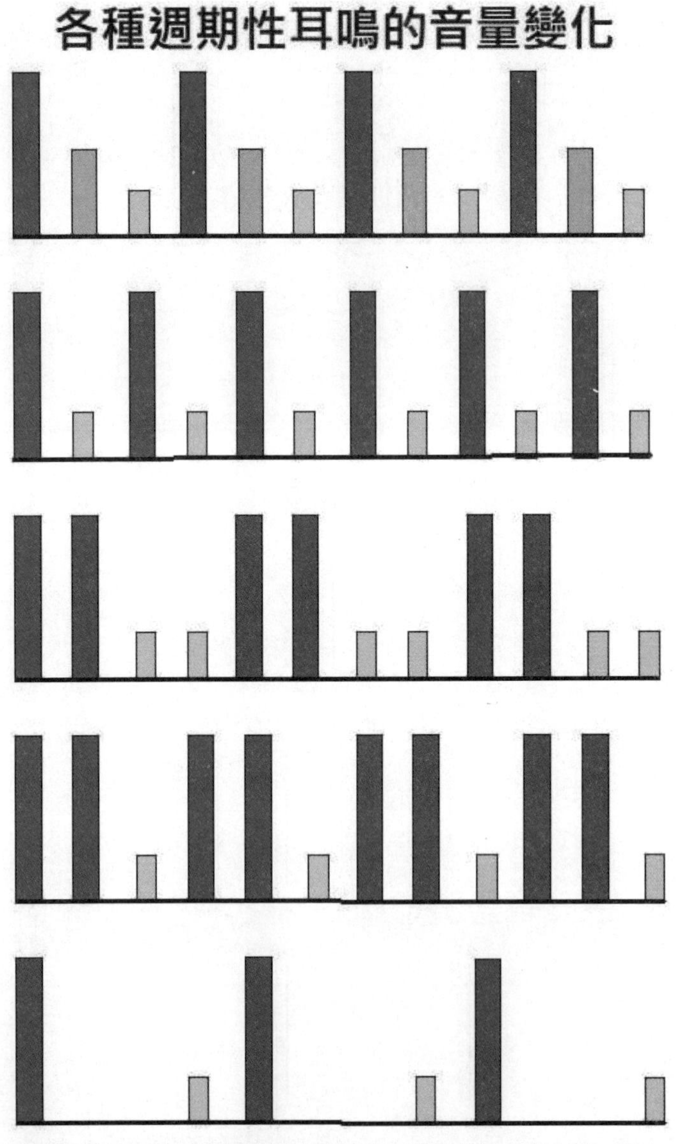

各種週期性耳鳴，深色表示大聲耳鳴，淺色表示小聲耳鳴。每一方塊就表示一天的意思。

週期性耳鳴和一般耳鳴不同，它在大聲時期就是明顯的大聲，不會有太多的變化，在小聲時期就是明顯小聲，也不會有太多的變化。週期性耳鳴的治療目標有二個，一個是把耳鳴週期拉長，另一個則是把耳鳴聲量變小。

案例21：盼望小聲又怕大聲

三十四歲竹科工程師，突發性耳聾合併耳鳴，在當地醫院接受治療，聽力從原本的六十分貝進步到四十多分貝，然而耳鳴並未改善。他說耳鳴是五天大聲，然後二天小聲。當大聲的時候，他一直在想著什麼時候可以變成小聲，當小聲的時候，又開始擔心明天起床後，耳鳴是不是變回大聲。就這樣，一個星期七天，大聲的時候，一直盼望著小聲趕快到來；當耳鳴小聲時，又擔心變回大聲，沒有一天是好心情。

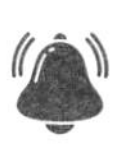

耳鳴大聲與小聲的交替型態

耳鳴在一天之中，可以是大聲與小聲的交替呈現，時而大聲，時而小聲，這樣的大小聲耳鳴，有九種型態。

第一型，睡覺型。白天還好，只有晚上睡覺時，才會感到耳鳴大聲。

第二型，下午大型。早上和晚上都還好，下午比較大聲。這種下午型還有特殊的變化型式，就是睡午覺，一旦睡醒，耳鳴必定大聲，因此有人不敢睡午覺，硬撐著不敢睡。

第三型，下午小型。早上和晚上大聲，但下午會比較小聲。

第四型，受刺激型。平常還好，但受到某些刺激，耳鳴會變大聲，過了一段時間，可能短時間，也可能好多天，才又回復到平常的音量。

第五型，週期型。可能一天大聲，一天小聲，也可能幾個小時小聲，幾個小時大聲。這個週期型還有個變化型，就是早上起床，如果耳鳴是大聲的，那一整天都是大聲；早上起床，如果耳鳴是小聲的，那一整天就全是小聲。有人是固定二天小聲，然後三天大聲，亦有人沒有固定幾天小聲或幾天大聲。

第六型，不定型。沒有規律性的耳鳴音量，可以隨時大聲，也可以隨時小聲。

第七型，早大晚小型。早上大聲，到了晚上，逐漸小聲。

第八型，早小晚大型。早上小聲，到了晚上，逐漸大聲。

第九型，穩定型。一整天的耳鳴，都是一樣大小的音量。

我的臨床經驗，第一型的人比較容易憂鬱。第二型則是讓人印象深刻，不少耳鳴是午睡起來之後，耳鳴變得大聲。有些長期耳鳴的人，呈現的是第九型。

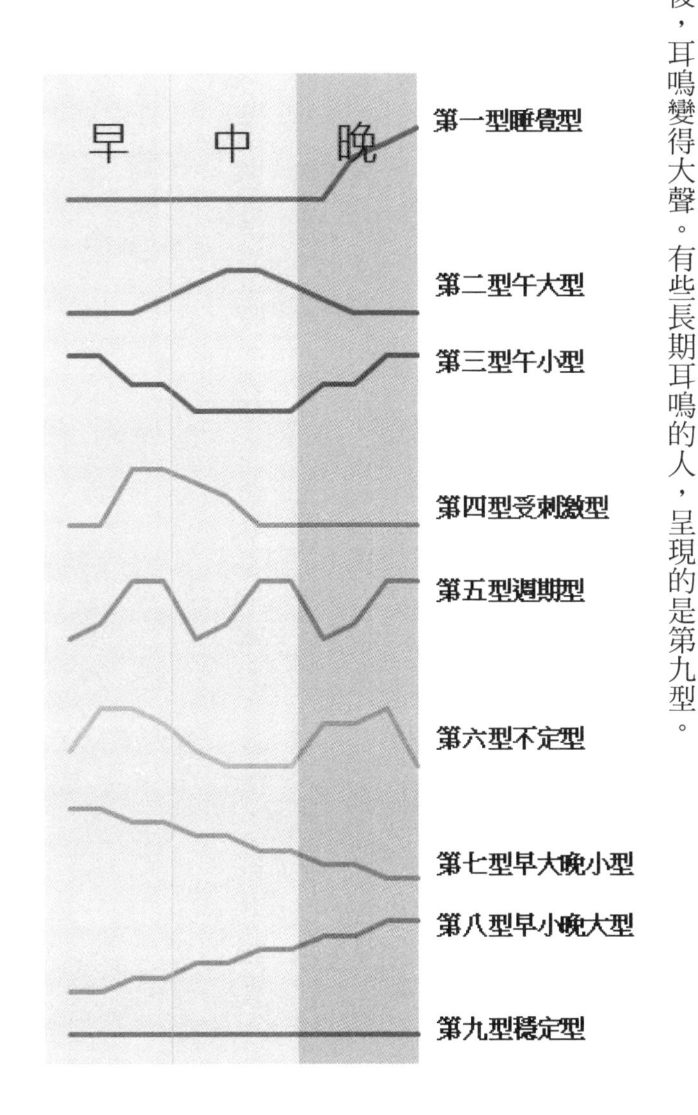

案例22：定時叫醒人

八十三歲老太太，兒子從事攝影，每次由兒子開車載來就診。老太太左側耳鳴多年，沙沙叫，最受不了的是每日清晨四點至五點間，耳鳴必定大聲，大聲到會叫醒人。之後再也睡不著，即使有睡意，但叫聲太大聲，過了五點之後，耳鳴就轉為小聲，小聲持續一整天。然後明天的清晨四點至五點之間，耳鳴又定時大聲來叫醒人。老太太莫可奈何，即使早點睡或晚點睡，有吃安眠藥或沒吃安眠藥，耳鳴自動在四點至五點之間叫人起床。

耳鳴的叫聲

耳鳴有無數種型式。

有的小聲叫，有的大聲叫。

有的整個頭在叫，有的只有後腦勺叫。

有的人是二個位置在叫，多數的人是一個位置在叫。

有的在頭頂叫，有的在耳朵叫。

有的在耳朵裡面叫，有的感覺耳鳴是在耳朵外面叫。

有的是大範圍在叫，有人是集中一點在叫。
有的在耳朵上方叫，有的在耳朵後方叫。
有的雙耳叫，有的單耳叫。
有的早上比較小聲，到晚上變大聲；有的耳鳴剛好相反，早上大聲，晚上小聲；也有人的耳鳴，一整天都不變。
有的耳鳴在睡覺時最大聲，有的耳鳴在下午特別大聲。
有的耳鳴有前兆，有的沒前兆。
有的耳鳴會頭暈，有的沒有頭暈。
有的耳鳴還有好多症狀，有的就是單純耳鳴，沒有其他不舒服。
有的耳鳴只有一種聲音，有的耳鳴有好多聲音。
有的是高頻叫，有的是低頻叫。
有的人沒做什麼事就發生耳鳴，有的人是突聾後耳鳴。
有的突聾好了，耳鳴沒好，有人突聾沒好，而且耳鳴又一直叫。
有的耳鳴有聽損，有的聽力很好，但耳鳴一直叫。
有的耳鳴會跑，從左邊跑到右邊叫，有人耳鳴固定在一個位置叫。

有的耳鳴讓人抓狂，有的讓人憂鬱，有的人卻是可以好吃好睡。
有的耳鳴隨天氣變化而改變，有的耳鳴不會變化。
有的小聲叫十年了，後來變嚴重了，有的大聲叫了一年，後來變小聲了。
有的耳鳴隨心情而起伏，有的耳鳴不會有起伏。
有的左邊是一種聲音，右邊又是另一種聲音。
有的今天叫得很大聲，明天就會叫得很小聲，有週期性的改變，有的耳鳴沒有任何週期性的改變。

耳鳴是千變萬化的，一百個人的耳鳴，就可能有一百種不同型式的叫法。不過，還是有少數人無法描述他們的耳鳴是如何叫。

案例23：頭皮麻

三十一歲熊貓外送員，五年前開始耳鳴後，無心工作，只好辭掉工作，好在女友不離不棄，外送員在沒有工作與經濟能力的狀況之下，和女友結婚，婚後一切均由女方負責，照我們的話說就是吃軟飯。外送員內心難過，很怕面對家人，怕人家說他沒有用，他很想要振作，忘記耳鳴，為了經濟，能作的就是跑外送，一天跑八小時，經濟上獲得紓解，但是耳鳴又越加嚴重，戴上安全帽時，耳鳴的聲音聽得很清楚，而且頭皮會麻，這種麻麻的感覺與耳鳴大聲有關，當越大聲時，頭皮開始發麻，耳鳴小聲時，頭皮就不會麻。

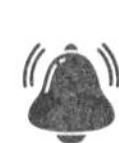

耳鳴的二個維度

耳鳴的朋友經過治療後，會分別往二個方向發展，這二個方向，就是耳鳴的二個維度。

有的耳鳴朋友經過治療後，耳鳴變小聲了。

有的耳鳴朋友經過治療後，耳鳴不一定變小聲，但心情開始變平和了，逐漸可以回歸正常生活了。

生理性耳鳴正是這二個維度：一個是響度，一個是情緒。正常人雖有耳鳴，但情緒並不受影響。

由耳鳴的二個維度，就知道耳鳴不能單純以大聲小聲作為唯一標準，還要納入情緒的維度才是完整的。那麼還有沒有第三個維度？有，比如睡眠。有些耳鳴的人，即使睡眠很好，但耳鳴就是大聲，心情很糟糕；有人睡眠不好，但耳鳴是小聲，

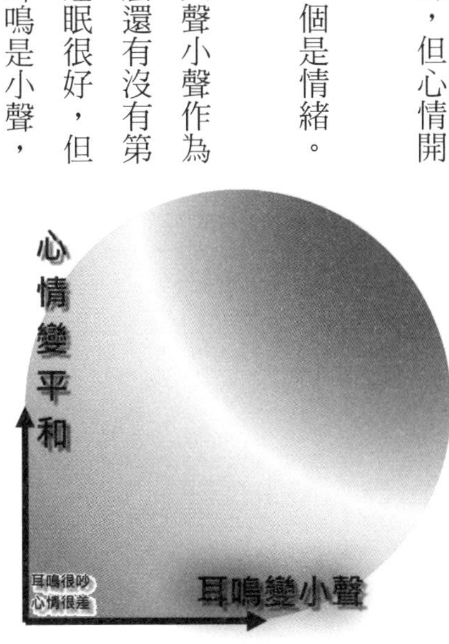

心情很憂鬱。還有沒有第四個維度？有，還可以再作細分，但是細分之前要先確定細分的目的，如果二個維度就夠用的話，就暫時不作第三或第四維度的討論了。

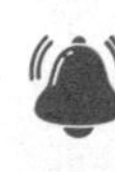

耳鳴的嚴重性

以耳鳴二個維度來分析耳鳴的嚴重性。

第一象限

就是正常人其實是有耳鳴的，只是小聲到讓他們不會去注意，也不會因耳鳴而困擾。

第二象限

一部分的正常人與另一部分的耳鳴人。有些正常人在安靜的狀態下就能聽到他們內建的耳鳴聲，但心情毫無影響。另一部分的耳鳴人因為心情可以適應而不太受影響。

第三象限

耳鳴的撞牆期，度日如年。

第四象限

即使耳鳴很小聲了，他們還是想要沒有聲音的世界，可是連正常人都會有耳鳴了，他們還是很糾結聲音的有無，這類的耳鳴人，憂鬱的比例大於焦慮的比例，說再多的和平共處也很難聽進去。

你們的耳鳴是在哪一個象限呢？你們可知道哪一個象限的耳鳴是最難治療嗎？是第三或第四象限呢？

耳鳴二重性

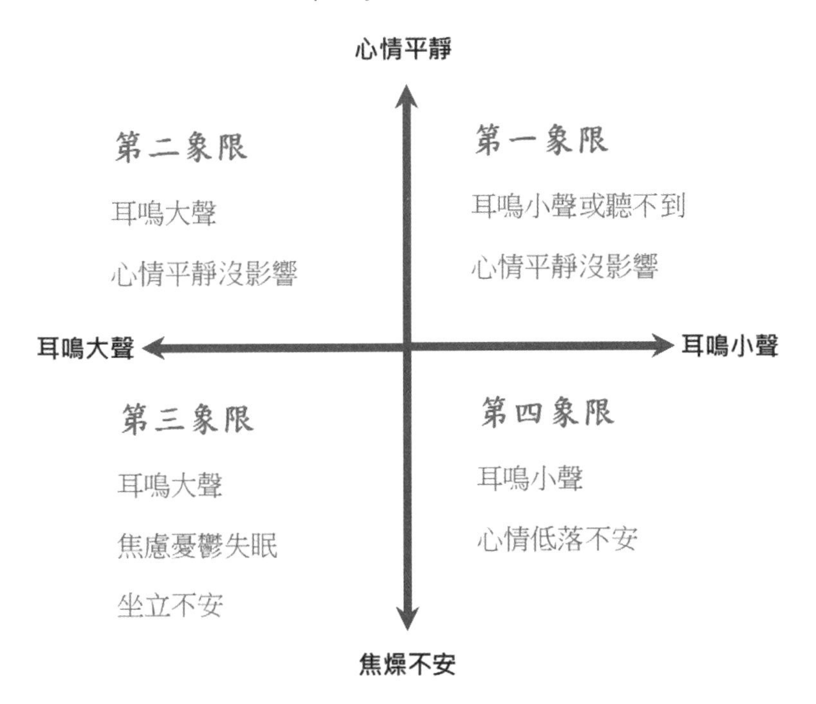

案例24：助聽器遮蔽作用

三十五歲男，有強迫症，易焦慮，大學畢業後，難以融入社會，無法適應新環境，只好待在家裡當宅男。每日作息算是規律，打打電腦、看看電視、滑滑手機，定期上醫院拿些強迫症治療藥物。近日出現憂鬱，晚上幾乎無法入眠，家人發現後，宅男才告知家人有耳鳴困擾，這種耳鳴在白天聽不到，只在晚上且在房間內才能聽到。家人陪同就醫，幾次治療無效後，開始轉往各地醫院就診，希望能幸運碰上貴人，然而天不從人願，所有的治療都難以符合預期，就是看不到什麼改善，夜晚的耳鳴又吵到宅男無法入眠，必須服用多顆安眠藥才能睡上幾個鐘頭，於是漸漸地有了輕生的念頭，宅男瞞著家人去五金百貨店買木炭，打算燒炭自殺，好在家人及時發現，阻止了悲劇發生。在看醫生時，由於聽力下降，開始配戴助聽器，晚上在房間，原本該聽到的耳鳴聲，竟然沒聽到，這下才發現是助聲器的作用，當把助聽器取下時，耳鳴就出現了，再次戴上助聽器，耳鳴又不見了。其實這種助聽器只是把環境之中所有的聲音都放大，發生了遮蔽作用，把耳鳴蓋過去了，讓宅男聽不到耳鳴。老實說，耳鳴並未消失，只是暫時聽不到而已。不過有了助聽器之後，憂鬱的情緒有了轉變，也不再勾起輕生的念頭。

搏動性耳鳴

不管是什麼樣的耳鳴，不妨壓一壓胸鎖乳突肌，其位置在脖子兩側。如果是腦鳴的話，就要特別在後腦、後頸、肩、背的地方壓看看。為什麼要去壓一壓這些肌肉？因為有些耳鳴會有變化的。

搏動性耳鳴，第一個想到的當然和血管有關，需要用手壓一壓胸鎖乳突肌，從耳朵開始壓，一路往下壓到胸口，另一路往後壓到肩膀，通常可以壓到讓耳鳴消失的部位。壓的地方雖然是肌肉，但連帶血液流動也因為手壓而暫時改變。壓的時候，可用二指或三指併攏，以指腹壓，切忌用力按壓，不過也不是觸摸皮膚而已，必須是按壓到肌肉。

案例25：懷孕耳鳴

三十一歲女警察，懷孕時左側開始耳鳴，耳鳴會隨心跳聲，一叫一叫的，用手壓住耳後骨頭，用力壓，不能放開，耳鳴會消失，放開手，耳鳴又出現。吃東西、轉頭、彎腰、走路，都不會改變耳鳴，只有壓住耳後的骨頭，耳鳴才會消失。

案例26：按壓脖子

耳鳴的朋友，不妨用手壓看看後頸部的肌肉，或許可以壓到一個部位，讓耳鳴的聲音改變。壓的時候，可先從耳後開始壓，一路從上往下壓，一直壓到肩膀為止，壓的時候不需要很大力。這種壓一壓去看看耳鳴改變，在搏動性耳鳴最常見。雖然搏動性耳鳴不多見，但幾乎都能夠在脖子的某些地方，找到一個部位讓耳鳴改變。多數是讓耳鳴消失或變小聲，少數是讓耳鳴變大聲。三十五歲加油站時薪人員，我在他的頸部扎了三個位置，之後耳鳴出現改變。

三個位置由上而下分別是胸鎖乳突肌的起點、中點，與上斜方肌中段

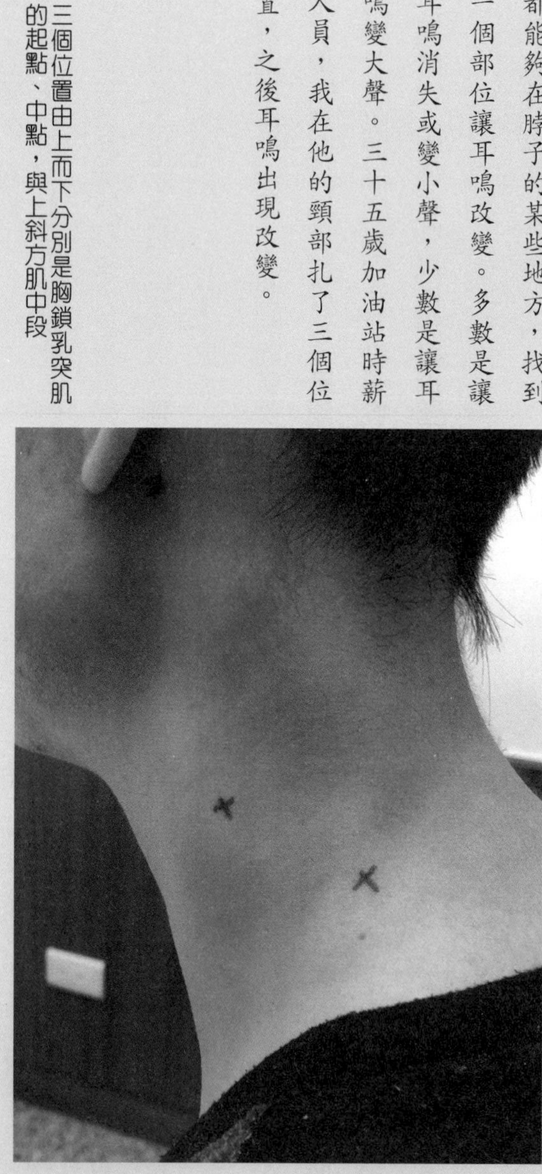

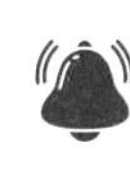

不同起源的耳鳴

耳鳴有許多變化，有時受到外在環境的影響，有時是來自於身體內部的影響，也有無緣無故而起了變化。

有聽損性耳鳴，耳鳴是伴隨聽力而起伏變化的，可能惡化或緩和變小。

有眩暈性耳鳴，耳鳴和眩暈是合在一起變化的。

有複合性耳鳴，當有頭痛時、咳嗽時、嘔吐時、肚子不舒服時，耳鳴加劇。

有風溼性耳鳴，當氣溫、溼度、氣壓改變時，耳鳴也會改變。

有姿勢性耳鳴，躺著、坐著、站著，耳鳴都有不同變化。

有情緒性耳鳴，緊張、焦慮、生氣時，耳鳴也會跟著變化。

有肩頸性耳鳴，往左看、往右看，抬頭、低頭、趴著睡、仰躺睡、右側睡、左側睡，耳鳴都有不一樣的變化。

有顳顎關節耳鳴，張口、閉口，牙根咬緊，下巴往前伸、往後縮，耳鳴也會變化。

有耳咽性耳鳴，吞口水、吃東西、鼻塞、擤鼻，耳鳴會有不一樣的變化。

有共振性耳鳴，聽到某些聲音、某些頻率，耳鳴會跟隨改變。

有精神性耳鳴，熬夜、睡眠不足、疲勞時，耳鳴也會惡化。

有週期性耳鳴，一天不叫、一天叫，也有二天叫、二天不叫。

有鬧鐘性耳鳴，每天只有下午叫、早上和晚上都不叫的耳鳴。

有循環性耳鳴，耳鳴和血壓有關，也有泡腳、泡湯、按摩、拍打完，耳鳴也可能變大或變小。

有飲食性耳鳴，咖啡、茶類、酒精、食物、飲料、氣味、藥物，皆可能讓耳鳴緩和或惡化。

有耳壓性耳鳴，上高山、搭飛機、使用耳塞，耳鳴可能改變。

有頭顱性耳鳴，拍打頭部、按壓頭部、觸摸某一點，耳鳴可能變大或變小。

有磁場性耳鳴，當手掌靠近耳朵時，耳鳴會變化。

有水土不服的耳鳴，不同地點就有不同耳鳴變化。

耳鳴是內建的聲音，沒有外在的聲音，但卻可聽見鳴聲，看似無跡可尋的耳鳴，但始終存在，它在教我們觀察自己的變化。

案例27：錯覺

四十七歲北部麵攤老板，頭鳴數年，電流聲，在房間可聽到，在客廳可聽到，問家人是不是有電器在運轉，家人說沒有電器，是你自己錯覺。麵攤老板不死心，整棟公寓逐樓尋找有沒有電器運轉，結果只是聽到電流聲但一直未找到運轉的電器，即使到了戶外頂樓，還是一直聽到電器運轉的聲音。我請麵攤老板想看看，如果在這個房間有某個電器運轉，那麼到了室外，已經隔了好多牆壁，應該就聽不到。如果電器放在頂樓運轉，那麼在家裡或在房間內，應該也聽不到，而且不管你在哪個位置，電器運轉的聲音始終沒有變大或變小，表示那個聲音不是在房子的哪一個位置，而是那聲音內建在大腦裡面。

案例28：吐舌

五十八歲女國小老師，右耳鳴，蟬叫聲。舌頭吐出，彎向右側，耳鳴大聲。彎向左側或不吐舌，耳鳴皆無變化。嘴巴閉起來，用舌頭抵住右側臉頰，耳鳴亦無改變。僅有向右側吐舌，耳鳴才有變化。

案例29：喝水吃東西

五十四歲小張，夜市鹽酥雞兼賣滷味，聽損兼耳鳴四年。小張在夜市已作了好多年。吃東西的時候，耳鳴會大聲，喝水不會大聲，只有在吃東西，有咬東西時，耳鳴會變大聲。

案例30：咀嚼

四十歲台商，主訴吃飯時，在右側咀嚼，左耳會耳鳴，在左側咀嚼，則不會耳鳴。請問這是什麼樣的耳鳴？如何治療？是請他以後吃飯都改用左側咀嚼嗎？

案例31：搔癢

三十七歲男醫檢師，主訴在左手肘部位搔癢時，左耳會耳鳴，算是高頻耳鳴，若在右手肘搔癢，則不會耳鳴。請問這是什麼樣的耳鳴？如何治療？是不是開立抗組織胺藥物讓他吃，不癢就算好了嗎？

重新定義耳鳴的嚴重程度

重新定義耳鳴嚴重程度，是基於耳鳴的二個維度，一個是耳鳴聲音的大小聲，另一個是心情是否受耳鳴影響。

案例32：蚊子嗡嗡聲的耳鳴

三十二歲A小姐，去日本北海道旅遊五天，充滿了歡樂與美好的回憶，回國時，在飛機降落時，注意到耳鳴，下了飛機後，耳鳴又消失了，但是晚上躺床睡覺時，又隱隱約約聽到耳鳴，她說耳鳴很小聲，像是蚊子嗡嗡聲，平常工作外出都聽不到耳鳴，因為外界的聲音可以蓋過耳鳴，但晚上睡覺時，躺在床上，這樣小聲的耳鳴卻足以讓她失眠，為了耳鳴還去看身心科。從來沒有失眠過，也沒吃過安眠藥，但現在開始吃安眠藥，可是還是睜眼到天亮，依舊難以入眠。一度很想自殺了結，媽媽不忍，帶著這位A小姐看了幾間醫院，但耳鳴依舊無解。

案例33：打靶

四十五歲職業軍人B先生，二十年前在部隊打靶時，當下耳鳴嗡嗡叫，不以為意，以後幾天天天打靶，耳鳴還是是嗡嗡叫。去軍醫院檢查時，並無聽力喪失，此後就不管耳鳴了。軍人B先生說他的耳鳴已經二十年了，很大聲，有時跟人講話會因耳鳴而聽不清楚別人在講什麼話。偶然之間，B先生來診所想要治療耳鳴，我問B先生都已經二十年了，這些年都不看醫生嗎？B先生回答說他可以吃可以睡，作息很正常，所以沒想過要看醫生。

A小姐的耳鳴是小聲的，因為外界的聲音就可以蓋過耳鳴，但卻為此困擾而失眠、憂鬱。B先生的耳鳴是大聲的，但卻好吃好睡。

這二個例子都極為普遍，並非個案。由此可以知道耳鳴的二個維度，耳鳴不是大聲才叫嚴重，也不是小聲才叫輕微。聲音的大小聲並非唯一指標，還要加入情緒這個維度。

現今評估耳鳴嚴重程度的問卷，把聲音和情緒打分數，相加之後看看最後總分多少，但事實上，聲音和情緒是二種不同維度，相加之後變成一個分數，這樣反而看不出是哪個維度出了問題。

現在有了耳鳴二個維度，就很容易去區分A小姐和B先生是不同象限的，如果按照以往

A小姐和B先生去填問卷時，得到的總分很可能是一樣的，這樣就分辨不出A小姐或B先生誰比較嚴重、誰比較輕微。

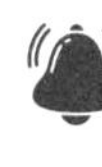

特殊的「二種耳鳴」型態

「二種耳鳴」聲，在耳鳴病症裡是一個特殊的、可以獨立於其他耳鳴的類型。「二種耳鳴」聲的特徵：

一、先有一種耳鳴聲，之後才又發展出第二種耳鳴聲。
二、第二種耳鳴聲帶來的不安感覺，比第一種耳鳴聲更強烈。
三、第二種耳鳴聲減緩後，心情也會跟著輕鬆。
四、病人比較在意的是第二種耳鳴聲，反而不在意第一種耳鳴聲。

臨床經驗來說，第二種耳鳴聲比較容易減緩、消除。一般耳鳴不容易緩解、消除，但是第二種耳鳴聲的治療效果卻常常看到緩解，甚至消除，只剩下原本的第一種耳鳴聲。

「二種耳鳴」聲和一般耳鳴還有不同之處，通常耳鳴聲讓人覺得很吵，常常讓人分不清楚到底有幾種聲音，不過「二種耳鳴」聲的人，卻能輕易分辨出是哪二種聲音。

案例34：體重減輕

七十八歲陳媽媽精明幹練，年事雖高，但身體各種活動還像年輕人，記憶力未見衰退，凡事親力親為。近年才逐漸把公司財務大權移交給小孩去管理，然而三不五時還是免不了要插手公司管理。某日午後，整理自家花圃，彎腰拔草時，突然冒出右耳耳鳴，低音頻晃晃叫，這次的耳鳴是第二種耳鳴，因為原本右耳有一高音頻吱吱叫，已有數年之久，原本不以為意，這次出現第二種耳鳴，卻令人痛苦不堪，當日就失眠了，也從那天開始，就不再作飯了，三餐必須讓人外帶回家，而且胃口極差，體重在半年之間，從六十公斤掉到剩五十二公斤。

案例35：風流漂丿的老漢

七十歲老漢自年輕時就很會作生意，舉凡地產開發，房屋仲介買賣，都是有賺無賠，累積了不少身家。老漢自詡風流漂丿，經常出入娛樂場所。自從包養了一位小姐後，就開始認真回歸家庭生活，不再出入聲色場所。老漢年歲可當小姐阿公，但是愛情沒有年齡的差距，二人互以夫妻相稱。為了討小姐歡心，老漢經常帶小姐出遊，上山下海，日本韓國，美歐澳洲，都有他們足跡。老漢對我說，年輕時喝酒喝太多，隔天都會左側耳鳴，這種喝酒後的耳鳴，漸漸地不再消失，反而變成了每天持續叫，即使不喝酒也會叫。以前為了工作，可以忽視耳鳴，這次坐飛機，降落到桃園機場時，還未到地面，左耳又開始耳鳴，這次是晃晃叫，是第二種鳴叫聲，從那日起，整個人就沒有生活重心了，不再理會小姐，開始尋找醫生治療左側的耳鳴。

第四章　耳鳴的原因

醫學教科書列舉的原因

耳鳴是什麼原因造成的？

目前耳鼻喉科的教科書，列出了六大類、數十種病因。書本是官方指定的考試用書，所有要考耳鼻喉科醫師執照的人，都要讀這一本書。在章節的表格中，列出了耳鳴原因及可能造成耳鳴的藥物。

第一類，中樞與前庭耳蝸神經。比如腫瘤。
第二類，飲食。比如咖啡因、酒精。
第三類，藥物。比如抗生素與免疫調節劑。
第四類，外耳道病理。比如耳垢。
第五類，內毛細胞。比如梅尼爾氏病。
第六類，中耳疾病。比如耳硬化症。

前述幾種原因，都是可以追查的，然而實際上，這些可追查的耳鳴都算是少見的。

案例36：新冠後遺症

四十七歲新竹電子科技主管，第一劑打AZ，第二劑也是打AZ，第三劑打莫德納，卻在一個星期後確診，再經過一個星期康復，快篩一條線，出關那天，右耳劇烈耳鳴，此生從未有過的鳴叫，叫到無法睡覺，驚慌害怕。去看醫生，給的答案是懷疑是莫德納疫苗引起，但也懷疑是新冠的後遺症。現今無論是疫苗或是病毒，雖然讓我們懷疑，可還是無法證實是耳鳴原因。

案例37：包租公

六十四歲包租公，靠著一樓透天金店面的租金，全家都能過上無憂無慮的生活。包租公久咳不癒，去醫院檢查，切片證實是肺腺癌初期，吃了幾個月的化療後，開始產生耳鳴，即使停止服用藥物，耳鳴依舊。包租公自己懷疑是吃藥引起的。

案例38：空中飛人

三十七歲業務高手，除了國內，也經常出國與客戶交流，當個空中飛人是家常便飯。忙碌的工作，三餐不定時也不定量，造成了睡眠問題，醫學中心檢查告知有睡眠呼吸中止，於是接受了懸壅垂顎咽成形手術與鼻中膈鼻道成形手術，改善了睡眠呼吸中止，然而幾年後，又發生耳鳴了，而且失眠更嚴重了，這次就不能再說耳鳴是由睡眠呼吸中止或是鼻塞引起的。業務高手吃了許多安眠藥來度過漫漫長夜，目前服用利福全。

案例39：空服員

四十歲空服員，服務於國際線，因飛航時間關係，無法固定時間睡覺，也無法固定時間起床，作息時間總是配合航班。最開始是在傍晚耳鳴，起先不以為意，耳鳴叫一叫就停，但是後來就變成持續性耳鳴了。也因工作關係，長期肩胛背痠痛，並且也影響了睡眠品質。

有部分耳鳴患者，改善了睡眠後，耳鳴也改善了，也有人肩、頸、背的痠痛改善後，耳鳴也改善了。從治療經驗上來反推耳鳴的原因，至少還有二項可補充，一個是睡眠不足導致的耳鳴，一個是肩頸背的痠痛導致的耳鳴。

鳴叫的來源

耳鳴，大家都在猜測是哪個地方出問題，大家都在想這是什麼樣的病。

一、耳鳴，源自於耳朵的問題。
二、腦鳴，源自於大腦。
三、頸鳴，頸部引起的鳴叫。
四、體鳴，身體引起的鳴叫。
五、關節鳴，關節引起的鳴叫，最常見的是顳顎關節，其次是頸椎。
六、胃腸鳴，胃腸引起的鳴叫。

除了這六種鳴叫的來源，還有一些案例比較少，暫時先冠上一個名詞，姑且稱呼。

一、過敏鳴，因過敏而產生的，例如吃了某些食物，喝了某些飲料。
二、自律神經鳴，可由星狀神經阻斷術來證明，若將交感神經阻斷，鳴叫也跟著改變，就可考慮是不是自律神經方面所引起的鳴叫。

三、血管鳴，泡腳、泡湯、喝酒產生的鳴叫，因為直接影響血流，血流改變而鳴叫也跟著改變。許多耳鳴的人說血液循環暢通，反而鳴叫聲更大聲。

案例40：泡湯

四十六歲報關行女職員，耳鳴已經數年之久，不以為意，某日寒流去泡湯，當整個人浸泡在溫泉中，耳鳴會消失。返家後，耳鳴又出現。自那以後，只要泡湯就發現耳鳴可消失，但屬於短暫消失。

案例41：遠紅外線

五十五歲文具批發商，某晚洗澡後躺床，一陣眩暈，之後耳鳴，看了許多醫生，就連胃腸科也去看，胃腸科醫生說是自律神經失調，耳鳴看到後來就多出憂鬱症了。有聽人家建議，遠紅外線可以試看看，於是購買了最高等級的遠紅外線設備，像是檜木桶，把整個人包起來，只露出一個頭，身體的部分則完全籠罩在遠紅外線的照射中，照了沒多久，身體就發熱流汗。每天照，照了好幾年，我問批發商耳鳴有改變嗎？他說耳鳴一樣沒變。

案例42：泡腳

三十八歲職業計程車司機，父母雙亡後，兄弟姊妹財產分家，不再往來。分家後，計程車司機以車為家，居無定所。自從交了女朋友，計程車司機在舊社區租了一間套房，與女友同居，雙宿雙飛。司機原本飽受耳鳴之苦，長期失眠，女友體諒司機，親自準備熱水讓司機泡腳，希望能疏解疲勞。泡腳後，司機的耳鳴變大聲，之後幾次泡腳，耳鳴都變大聲，讓人害怕，再也不泡腳了。

案例43：射精

四十二歲台商，同性戀，無固定伴侶，喜歡夜生活，否認性病，長年耳鳴。他說每次高潮射精後，耳鳴會變得特別尖銳，有時睡一覺後，可以緩解變小聲，有時要好幾天才會變小聲。

案例44：乩身

五十三歲乩童，濟公乩身，常常要幫人辦事，每次濟公上身就要喝酒，每次一瓶高粱。濟公退駕後的隔天，耳鳴大發作，要再等一、二天，耳鳴才會逐漸變小聲。

奇怪的耳鳴現象

感冒發燒三十九度，人很不舒服，吃了普拿疼止痛退燒之後，身體感覺好多了。這樣的病程是很常見，很自然的。假如仍然高燒不退，全身乏力，那麼就會去看醫師作進一步檢查或治療。這樣的過程很平常，一點也不奇怪。感冒這種病跟其他的病一樣，整個生病、治療的過程都符合我們的預期，沒有什麼奇怪的地方。但是耳鳴卻是少見、甚至具有獨一無二的奇怪現象，常常超出我們的預期。

現象一：你越注意耳鳴，耳鳴就越讓人煩，當你越不理耳鳴，耳鳴也就不太理你。
現象二：人人都很急，都想要耳鳴趕快好。當你想要耳鳴趕快好起來，耳鳴卻反而不會好。
現象三：正常人也有耳鳴，叫作生理性耳鳴，只是聲音很小，可在安靜狀態下聽到。
現象四：撞牆期的人，根本無法和耳鳴和平共處，旁人講再多安慰的話，作再多的心理治療，當事者都不能與耳鳴和平共處。

關於現象一：注意力被耳鳴制約了，讓你隨時都要去注意聽耳鳴。

關於現象二：耳鳴可治療，但需要時間，只想要趕快好的人，卻反而不太會好，因為他們不想要有足夠的治療時間。

關於現象三：耳鳴的治療，是要回歸成為正常人，而不是變成沒聲音，因為連正常人也是有耳鳴的。

關於現象四：撞牆期會多長？因人而異，有人幾個月，有人十年也還在撞牆期。

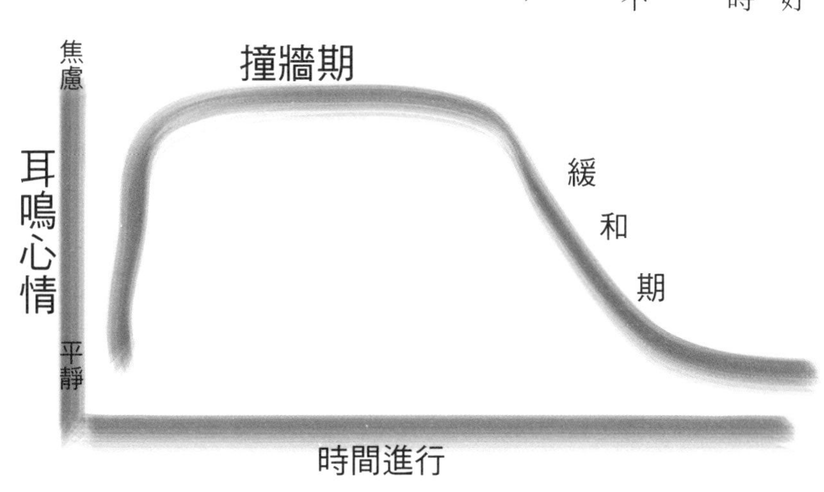

案例45：和平共處

四十三歲化工廠主管，耳鳴五年，被太太帶來治療耳鳴，太太說先生已經無法生活自理了，二年前就辭掉工作了，現在整天在家，有幾次輕生念頭，但都及時阻止，當他很煩時，還會罵小孩，家裡二個小孩現在都很怕先生。這位化工廠主管說他知道家裡的關係不好，都是起因於耳鳴，但已經不知道要去哪裡找醫生看耳鳴了，該找的醫生都找過了。雖然耳鳴已經五年了，但是還沒辦法和平共處，每個星期都還固定去給中醫作針灸。

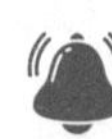

會得到耳鳴的是哪些人？

其實，任何一個人都有可能爆發耳鳴，沒有一個人可以免疫，就連小朋友也會耳鳴。

案例46：七十年的耳鳴

醫生：「你耳鳴多久了？」

病人：「今天第七十年。」

醫生：「蛤！七十年？你今年七十八歲，卻已經耳鳴七十年了？」

病人：「對，我國小二年級就開始耳鳴。」
醫生：「那時發生什麼事？」
病人：「被老師打耳光，之後就耳鳴了，一直到現在。」

案例47：五十年的耳鳴

醫生：「你耳鳴多久了？」
病人：「有五十多年了。」
醫生：「你什麼時候開始耳鳴？」
病人：「我在大學打球時，跌倒撞到頭，耳朵在地上摩擦，從那時開始耳鳴。」

案例48：幼童耳鳴

醫生：「妹妹，你幾歲？」
妹妹：「六歲。」
醫生：「媽媽，你帶妹妹來看病，是哪裡不舒服嗎？」
媽媽：「她說耳朵會吱吱叫。」

案例49：八十八歲突發性耳聾

醫生：「歐巴桑，你叨位不舒服？」

歐巴桑：「我左耳聽不到。」

醫生：「你今年幾歲？」

歐巴桑：「八十八。」

醫生：「你是這幾年慢慢聽不到，還是最近才開始聽不到？」

歐巴桑：「上星期起床後，才開始聽不到。」

醫生：「你會頭暈嗎？」

歐巴桑：「第一天會暈，還有去吐，之後耳朵聽不到，還會機機叫。」

註：這位歐巴桑是突發性耳聾

案例50：國小耳鳴

醫生：「你耳鳴幾年了？」

大學生：「差不多十年了。」

醫生：「你才大學生而已，那不就是在國小國中就有耳鳴了？！」

大學生：「我記得是在國小五年級的時候。」
醫生：「你都耳鳴十年了，怎麼會現在才來看醫生？」
大學生：「以前覺得耳鳴很正常，現在越叫越大聲，上網查才知道這個叫耳鳴，因為叫得很大聲，都不能睡覺，所以才會來看醫生。」

案例51：低頭看報表

醫生：「你什麼時候開始耳鳴？」
女經理：「前年年底。」
醫生：「發生耳鳴的當下，你在作什麼事？」
女經理：「沒有什麼事，就是在辦公室，記得當時低頭看報表，然後就發生了。」
醫生：「那時有吃什麼或喝什麼東西嗎？」
女經理：「沒有耶，我沒有喝咖啡，我也不喝茶，我喝了都會睡不著。」
醫生：「那你平常睡眠都還好嗎？」
女經理：「一般，很正常，沒有失眠，也沒有吃什麼藥。」

耳鳴，在任何年齡都可能發生，不管是年幼的、年老的，都會有耳鳴。

有的耳鳴是逐漸出現，有的耳鳴是突然出現的。

有的耳鳴是單獨出現，有的併隨其他的症狀，像重聽、頭暈而一起出現的。有的耳鳴是經過外力而造成的，不過更多的人是沒有前兆就發生耳鳴了。

有些人本來就有耳鳴了，經過了幾年後，又重新發生另一種耳鳴，舊的沒有好，新的又來。

耳鳴的好發族群

有沒有線索可以知道哪些人會是耳鳴的好發族群呢？有的，有一些線索可以預知哪些人會是耳鳴的好發族群。

歸納法

高血壓都是怎樣的人？除了有家族史之外，還有生活不正常，抽菸打牌，熬夜喝酒，大魚大肉。從飲食無節制、作息不正常來歸納，這類的人屬於高血壓的危險族群。同樣地，耳鳴的人多數是睡眠不足，睡眠品質不好，生活壓力大，結論就是耳鳴族群有個大致樣貌，睡眠不好、長期高壓力，這樣可能創造一種體質：容易引發耳鳴的體質。

演繹法

假如今天我抽菸喝酒、熬夜不睡覺，燒烤麻辣、葷素不忌，大吃大喝，這樣的血壓，和一群均衡飲食、規律作息、適度運動的人作比較，會比較有高的血壓。同樣地，我們知道睡不好、煩躁、焦慮的人會有較高的機率得到耳鳴，那麼為了降低耳鳴的機率，睡好覺、沒煩沒惱地過日子，就有機會遠離耳鳴。

從好發族群來看，耳鳴似乎是一種睡眠不足的睡眠病，是一種壓力大的壓力病。耳鳴想要改善，當然就是睡眠要好、壓力要紓解、個性不能急躁。

案例52：喝悶酒

四十三歲公所約聘職員，某日打牌輸錢，輸了一萬多，心情鬱悶，回家不敢跟太太說打牌輸了錢，自己一個人喝悶酒，喝高粱酒，喝著喝著耳鳴就出現了，以為耳鳴會好，去睡一覺，耳鳴仍然持續，這讓他開始驚慌了，開始去看醫生，包括中醫、身心科、耳鼻喉科、神經內科、家醫科，連民俗療法都去試。還花了不少錢去做能量改運，就是希望耳鳴能好。

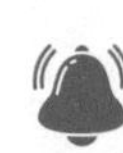

激烈運動

幾乎每位耳鳴、突發性耳聾的朋友來門診，都會著急地想知道為什麼生病，令人沮喪的是，耳鳴、突發性耳聾的真實原因至今還是不明。

運動本來是件健康有益的活動，如果預期會消耗大量體能，而同時身體狀況又不好時，那麼耐受力、抵抗力與免疫力也會跟著下降，這時就必須考慮大量體能消耗的活動有可能對身體是個嚴酷的考驗了。

案例53：馬拉松

一位馬拉松選手在比賽之後，發生了耳鳴；某位牙醫師參加二〇一七年萬金石馬拉松路跑，比賽還未結束，就在賽事中得到了突發性耳聾。從那之後，我陸續看過台北馬拉松、舒跑盃路跑等各地比賽的選手，在跑步之中或之後，發生了耳鳴或突發性耳聾。不止路跑，我還看過幾位三鐵比賽的朋友，也是發生了突發性耳聾。

到底馬拉松或三鐵是否跟耳鳴或突發性耳聾有關係呢？目前在醫學上沒有實證，也沒有案例報告。

案例54：自由潛水選手

自由潛水是一項體能極限運動，而且極具危險，在深水的高壓下，考驗著體能、呼吸、意志力，還有平常訓練的基本功。國內自由潛水選手浮出水面時，發生了耳鳴。經檢查，耳膜並無破損，聽力不變，僅有耳鳴，而這耳鳴卻給當事者帶來無止境的困擾。

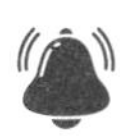

聽神經瘤

聽神經瘤是良性的腫瘤，良性的意思是指腫瘤只在原地生長，不會轉移，也就是不會跑到其他地方去生長。惡性的腫瘤則會轉移。

聽神經是傳遞聲音進入大腦的神經，這條神經的外緣，包覆著一層膜樣的細胞，這種細胞叫作「許旺細胞」，具有保護神經的作用。一般我們說的聽神經瘤，就是說這層膜樣的細胞異常地增生，因為增生了，所以原本薄薄一層膜樣的細胞，就開始變大變厚，在外觀上就是長成了一個腫塊。因為在原地生長，慢慢地長大，接著就會擠壓到原本的構造，還會擠壓到旁邊的構造。當然第一個最先被擠壓的，還是聽神經，接著就有可能聽力變得不好了，也會有耳鳴的發生。

其實聽神經的完整名稱是「前庭耳蝸神經」，前庭是指內耳的前庭構造，具有感受身體位置的功能；感受身體位置簡單說就是平衡；耳蝸則是內耳的耳蝸，具有感應聲音的功能。如果聽神經要正式講，就是二種神經都要提到，一條是平衡的前庭神經，一條是聽覺的耳蝸神經。尋常我們說的聽神經，大都只指聽覺的耳蝸神經而已。聽神經瘤，就是前庭耳蝸神經最外層的膜樣細胞增生了，一段時間後，逐漸地擠壓到正常構造，最先被壓迫的，當然是耳蝸神經和前庭神經。耳蝸神經如果異常了，就是聽損或耳鳴。前庭神經如果異常了，就是眩暈。前庭耳蝸神經的旁邊，就是顏面神經，所以聽神經瘤也可能壓迫到顏面神經，因而產生顏面麻痺。因為聽神經瘤長在頭殼內，當然也可能發生頭痛。

所以，聽神經瘤的可能症狀就有聽損、耳鳴、眩暈、顏面感覺的異常、頭痛。但如果聽神經瘤是很小的，還沒有壓迫到其他構造的話，那就不一定有症狀發生。

得到聽神經瘤的人，到底多不多？不多，很少，而且極少。極少是多少呢？因為聽神經瘤的人很少，很難把全國每一個人抓來檢查，然後再統計有多少人得到聽神經瘤。所以目前在全世界各國能作的，就只是針對有來看病，又有作檢查而被查出有長聽神經瘤的人作統計。按照目前的文獻研究，每一年聽神經瘤的機率是每十萬人之中可能才出現一個或幾個人。雖然每個研究數據不盡相同，但數據不會相差太多。那麼，台灣有多少人有聽神經瘤？目前不知，但人數不會很多。如果我有突發性耳聾，或有了耳鳴、眩暈、重聽，我會不會得到了聽神經瘤？先別那麼擔心，因為機率很小，而且還沒看醫師之前，檢查都還沒有作，先別急著對號入座。如果看了醫師而有懷疑的話，醫師會安排檢查。那醫師要如何懷疑你有沒有聽神經瘤呢？醫師其實也很難作出診斷，只能根據聽損、耳鳴、眩暈等等的症狀去懷疑，而且最主要的是根據病症發生的過程，而非根據病症的嚴重性。

如果你肚子痛了，醫師會不會說你有盲腸炎，馬上安排手術，切除你的盲腸呢？不會，醫師還會根據其他的症狀來判斷是不是真的有盲腸炎，再來決定如何治療。如果你頭痛了，醫師會不會說你的大腦裡面有長腦瘤？不會，醫師會根據其他的症狀，再來判斷是不是要懷疑大腦內有長瘤。如果我有了聽損、耳鳴、眩暈、頭痛、顏面感覺異常的話，我們要不要懷疑是聽神經瘤呢？不一定，先跟醫師討論後再說，真的得到的機率是很低的，別自己嚇自己。

臨床上，我所親自遇到的聽神經瘤中，有不少是奇怪的聽神經瘤，也就是非典型的症狀；非典型的意思是指不像教科書所描述的，而且幾乎是意外發現的。

案例55：不同邊的聽神經瘤

三十九歲男，務農種菜。右耳耳鳴兼有些微眩暈，走路會偏一邊，看到這裡，醫師有警覺性，安排核磁共振，發現有聽神經瘤，長在左邊，可是左耳完全正常，但耳鳴卻發生在右邊。原本預期聽神經瘤應該長在右側才對。

案例56：像聽神經瘤的腦下垂體腫瘤

三十六歲男，中科工程師，有單側漸進耳鳴、漸進耳聾、漸進眩暈，安排核磁共振，原本預期是聽神經瘤，但結果是腦下垂體腫瘤。

案例57：臉麻的聽神經瘤

三十四歲女，電子新貴，就是流水線上的組裝作業員。沒有耳鳴、沒有聽損、沒有眩暈，卻只是臉麻麻的。醫生給予利瑞卡藥物後，仍麻，且利瑞卡副作用令人難過，醫生改成鎮頑癲，仍舊臉麻，安排核磁共振檢查，才確定是聽神經瘤，病人在醫學中心神經外科開刀，開刀後，臉麻開始舒緩，但沒有全好。

案例58：嗅覺異常的聽神經瘤

五十九歲農夫，酗酒，酒後會鬧事，主訴鼻內有辛辣刺激味，有時異味會消失，有時持續好幾天。因長年酗酒，曾有瞻妄現象，門診安排核磁共振檢查才發現有三公分聽神經瘤。病人無耳鳴、眩暈，僅有嗅覺異常。三公分算是很大的聽神經瘤，該壓迫的都早已壓迫，卻完全沒有耳朵的症狀。

案例59：純眩暈的聽神經瘤

三十歲外商公司男業務。眩暈已四年，而且是逐漸加重，到後來經常噁心嘔吐，找時間去醫院檢查，查到四公分聽神經瘤。男業務的聽力全部正常，就只有眩暈，沒有耳鳴。照理說，四公分的腫瘤算是非常大，應該壓迫神經很嚴重，結果只有前庭神經受影響，耳蝸聽覺神經反而沒有受影響。

案例60：三叉神經痛

六十七歲比丘尼，有三叉神經痛，以為是帶狀疱疹，其實是聽神經瘤。痛的位置從右邊眉毛開始，往上到頭皮。除了痛，還會癢、有灼熱感。雖然診斷為三叉神經痛，不過外表皮膚一切正常，無水泡，無紅疹。

案例61：唱佛經

五十六歲男，打零工維生。多年失眠，有耳鳴，聲音是唱佛經，阿彌陀佛，但沒有旋律，固定音調的阿彌陀佛。檢查結果是腦下垂體腫瘤，而不是聽神經瘤。不過這個案比較像是幻聽而非耳鳴。

診斷

大多數的耳鳴是不明原因，只有少數人是可以找出原因的，而聽神經瘤就是少數可以被檢查出來的病因之一。要確定是不是有聽神經腫瘤，目前最準確的檢查是核磁共振，也稱為磁振造影。至於其他的所有檢查，都只是間接的檢查，無法像核磁共振那樣明確告訴我們答案。如果是聽性腦幹誘發反應檢查，這種在頭上黏貼電極的檢查，最多也只能告訴我們腦波的反應有異常，可是這種腦波檢查還是無法肯定有沒有聽神經腫瘤。

核磁共振造影利用磁場變化來偵測人體內的氫原子共振。水、骨頭、肌肉、脂肪或腫瘤，各種不同的器官，氫原子的含量也都不一樣，核磁共振偵測出來的信號也就不一樣。電腦斷層一樣也能檢查大腦是否有長腫瘤，只是分辨能力還是以核磁共振比較好，所以同樣的聽神經腫瘤，電腦斷層檢查可能顯示一塊灰黑色的區塊，邊界不明顯，但核磁共振檢查就能顯示一塊清晰的白色亮塊，連範圍多大都很清楚。當然這不是說核磁共振比電腦斷層好，而是各有各的適用的範圍，也各有各的不適用範圍。

聽神經瘤的人並不多，所以臨床上，不是每一位耳鳴、頭暈、重聽、頭痛的人都需要作核磁共振檢查，再加上檢查成本昂貴，在有限的健保資源情形之下，醫生不常安排核磁共振檢查。那什麼人需要安排檢查呢？以現今的醫療水準，還沒有一套準則告訴我們，什麼人、什麼病情、什麼時候需要安排ＭＲＩ檢查。臨床上，醫生會先安排比較基本的檢查，再判斷病情，然後慎選病患再安排核磁共振檢查。如果醫生沒有安排檢查，那可能是醫生判斷聽神經瘤的機率不高。

如果醫生沒有安排核磁共振檢查，但是你的經濟狀況還允許的話，也可以自費請醫生安排核磁共振檢查，檢查費用則依據各家醫院的訂價，雖然沒有統一的收費標準，然而各家醫院的金額不會相差太多。

耳鳴是身體的病痛嗎？

多數的耳鳴是出現幾秒鐘就結束了，有的耳鳴則是叫了幾分鐘，也有人斷斷續續叫了幾天後自己就好了，所以大多數的耳鳴，根本不必做什麼事情。然而也有人深受耳鳴困擾，這些人都會問耳鳴會不會好？如果是外國人，他們就會問可不可以把耳鳴關掉。

感冒會好嗎？會好，休息、吃藥、喝一些開水就會好。

盲腸炎會好嗎？會好，吃藥、開刀、住院幾天就會好。

高血壓會好嗎？如果按時追蹤、服藥，可以好得跟正常人一樣。

癌症會好嗎？這要看什麼樣的癌症，也要看第幾期，然後開刀、電療、化療，再來就看復原狀況或者有沒有復發轉移，然後制定後續的治療計畫。

當大家在問這個病會不會好的時候，就如同在問感冒、盲腸炎、高血壓、癌症一樣，答案就是二種，一個是會好，一個是不會好。換句話說，大家就是要醫師做出二選一的答案：會好或不會好。

耳鳴會不會好？迄今為止，文獻、研究都沒有肯定的答案。為什麼無法回答會好或不會好，有這麼難嗎？對，這問題真的很難，因為耳鳴是一種前所未見、無法被歸類的病症。當你問感冒、盲腸炎、高血壓、癌症會不會好時，這些病痛都是身體的病痛，但耳鳴是內源性的聲音，與情緒有關，很難以歸為身體的病痛，但耳鳴也不是精神疾病，因此很難把耳鳴歸類。

以往大家把耳鳴當成身體的病痛來看，或許我們一開始就把耳鳴想錯了，也忽略了一個事實：耳鳴不是只有耳朵有聲音，它還有負面情緒產生，例如害怕、無助、焦慮、失眠、想哭、不被瞭解、易怒。耳鳴可以把一個好手好腳的健康正常人變成行屍走肉，心思無法集中，整個人成了空殼，接著影響了生活、工作、睡眠、家庭，整個世界全變了。

所以耳鳴會不會好？基本上，這個問題就問錯了，錯把耳鳴當成感冒這種身體的病痛。那要怎麼問才對呢？經歷過耳鳴的人，會發現如果有分享、有傾聽，講的話有人相信，即使我的耳鳴聲音沒有消失，也會相信耳鳴會好的。所以應該要這樣問：怎麼做才會讓耳鳴改善？雖然目前並不知道耳鳴的實際發生原因，但卻知道有三種事情不只不會幫助耳鳴變好，甚至會變大聲。首先是熬夜，這是百病之源，打亂了身體原本的規律，要讓耳鳴改善，就不能熬夜。第二是壓力，想東想西，又是煩惱，又是抱怨的，這樣也不會讓耳鳴改善；第三是耳朵沒有保護，大聲吵鬧的環境會惡化耳鳴，氣溫低時，冷空氣灌進耳朵，耳鳴也可能變大聲。

要避免耳鳴變糟，你要開始注意到生活上的一些事情，例如睡個好覺，可以讓耳鳴不會那麼大聲；接近大自然，聽到蟲鳴鳥叫聲，耳朵會比較舒服。人體本來就有運行的規律，也有自我修復的功能，你得體會並觀察這些原本就存在的能力。所以耳鳴並不是要擊倒你，反而讓你注意到自身的改變，教你去避開消耗健康的事情。

案例62：朝聖之路

五十五歲大學女老師，耳鳴多年。讀大學的兒子因意外死亡，白髮人送黑髮人，世上最大的悲傷莫過於此。經過了一年多，一想起兒子還是難過落淚，有天就去西班牙走朝聖之路，走了十幾天，並未走完全程就回台灣了，女老師跟我說，朝聖之路聚集了世界各地的人，大家本來互不認識，但走著走著就走在一起，每個人都有自己的故事，但大家到最後會聊天、會分享生活。一開始是漫無目的地走，反正就跟著大家走，但是走到後來，同行的人越來越多，認識的人也越來越多，心情平靜很多，耳鳴也覺得平靜很多。

案例63：身心安慰

四十九歲單親男子，太太因癌病逝，空巢了幾年，去參加國小同學會後，見到了小時候的女同學，同樣也是單親，之後二人就一起同居。單親男子到各處打零工，也當貨運司機，生活忙碌，某天爆出耳鳴後，整個人變得坐立難安，火爆沒耐心。看了許多醫生也沒有改善，女同學不忍，多次找機會與他作人與人的連結，希望能身心安慰男同學，然而，男同學說身心安慰一點都沒有用，耳鳴還是叫得很大聲。

第五章　耳鳴的治療

耳鳴需要治療嗎？

這樣的問法過於簡略了，只想知道「需要治療」或「不需要治療」這二種答案。同樣的問題，不妨問自己看看，我的耳鳴需要治療嗎？如果覺得需要治療，為什麼需要治療？你是不是覺得耳鳴有影響到你什麼？如果覺得不需要治療，你是不是覺得耳鳴並沒有對你產生影響？

耳鳴的人數估計有十％的人，這個數字很大，遠比每天去找醫生看感冒的人還多，可是真的去找醫生看耳鳴的人又比看感冒的人還要少。顯然地，有很多耳鳴的人並沒有去看醫生。所以我們可以理解很多耳鳴的人，並沒有去看醫生，只有一部分耳鳴的人才會去看醫生。

那再重新問一次，如果你覺得耳鳴有對你產生什麼影響，那不妨去尋求醫療的一些建議。如果你覺得耳鳴沒有對你產生什麼影響，你仍舊好吃好睡，沒煩沒惱，活動正常，作息正常，睡覺正常，生活都沒有被影響到，那麼你覺得治療耳鳴會帶給你什麼影響？而且你還得考慮治療是需要吃藥、打針、抽血、針灸、拔罐、推拿的，這得花時間、精神與金錢。

「耳鳴需要治療嗎？」這個問法需要轉換一下，應該這樣問「耳鳴影響了我什麼嗎？」

案例64：失眠低落

五十歲男警察，從事內勤行政。耳鳴十年，很大聲。請問要看醫生嗎？

答：如果因耳鳴而失眠、低落，令人困擾，則建議找醫生討論治療。

結果：MRI大腦掃描已經作過了，沒有問題，雖然他的耳鳴還是很大聲，但現在已經和平共處了。

案例65：車床和蚊子

六十歲退休黑手，從事車床工作四十年，現有耳鳴五年，白天聽不見耳鳴，只有在晚上睡覺時，才能聽到像是蚊子嗡嗡聲一樣的耳鳴。請問要看醫生嗎？

答：耳鳴嚴不嚴重，不是用聲音大小聲來決定，而是以困不困擾人來判斷。即使像蚊子翅膀那樣的小聲耳鳴，依舊有人失眠。

結果：病人得了憂鬱症，可是他的耳鳴聲跟蚊子一樣小聲。

案例66：牙痛

四十五歲女性，被動元件公司主管，劇烈牙痛二年，耳鳴只有一點點甚至可忽略，而聽力是正常。請問要看醫生治療耳鳴嗎？

答：牙痛和耳鳴幾乎沒有關聯，應該沒有人會想到牙痛和耳鳴有關係，所以一直在牙醫那邊治療牙痛。可是這個可有可無的耳鳴竟然是有生命危險的耳鳴。

結果：大腦有三公分聽神經瘤並且壓迫到三叉神經。開完刀後，牙痛也自然好了，但耳鳴還在，只是不會困擾人而已。原來看似輕描淡寫的耳鳴，卻是和劇烈牙痛有密切關係。

案例67：機長

四十歲男性，開飛機的機長，突然間劇烈耳鳴，想過自殺。請問要看醫生嗎？

答：要看醫生，還要幫忙度過難熬的耳鳴撞牆期。

結果：耳鳴沒有改善，但已經不會想要自殺了。

案例68：幻聽

七十歲阿婆，每天耳鳴就像是播放音樂，音樂是小時候的音樂。請問要看醫生嗎？

答：要看醫生，但這不是耳鳴，而是幻聽。同樣是聲音，耳鳴的聲音是單調的頻率，幻聽的聲音則是人聲、音樂聲、講話聲。

結果：轉介去身心科診療。

耳鳴就像一座迷霧大山，裡頭隱藏了許多未知。耳鳴到底要不要看醫生？建議要看醫生，雖然耳鳴不一定需要治療，但是看醫生有個重要的目的，就是要去排除具有生命危險的耳鳴，雖然這個比例極低。大腦腫瘤、血管異常都算是具有生命危險的耳鳴。

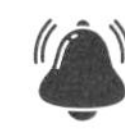

聽閾偏移

噪音會引發耳鳴，比如廟會放鞭炮、鹽水蜂炮、夜店搖滾樂、演唱會重金屬，在那環境之中，許多人的耳朵會嗡嗡叫，就算回到家了，也一樣會嗡嗡叫，而且聽力會有點受影響，但在二十四小時之內，聽力通常會回到正常，耳朵不再鳴叫，醫學上稱作暫時性聽閾偏移，也就是暫時性的聽力變化。假如長期曝露在噪音底下，那就可能弄假成真，把暫時性的聽閾偏移變成永久性的聽閾偏移，聽力損失後就再也回不來，如果耳鳴也出現，那通常也是持續性耳鳴了。

耳罩

要治療噪音引起的耳鳴比較容易，還是預防噪音傷害比較容易？當然是預防噪音傷害比較容易。凡是牽涉到耳鳴，什麼事都會變得困難，只要不是耳鳴，就會相對簡單容易。對於噪音，我們只要保護好耳朵就可以了，多麼容易啊！

坐捷運、搭飛機、坐高鐵的音量，都是大聲的。有人的耳鳴比這些還大聲；有人的耳鳴可以被蓋過去；有人覺得聲音太大了，耳朵不舒服；也有人覺得還好。

市面上也有許多保護耳朵的耳塞、耳罩，每一種保護力都不一樣，有些配戴起來不舒服，有些還可以。塞在耳朵內的海綿乳膠，一般只能減少五分貝，只有輕微的防護力；耳罩則比耳塞要多一些保護，夾得越緊，防護力越好，最高可消除三十分貝，但前提是要夾得很緊，缺點是戴久了，頭會不舒服，假如耳罩夾不緊，噪音還是會鑽進縫中，抵消了耳罩的保護作用。

案例69：客運司機

四十五歲客運司機，以前開計程車，後來轉職，改開大客車，習慣性地會把左側窗戶搖下來，讓外面的風吹進來。近一年來注意到左側耳朵的聽力變差，左側也有耳鳴。造成左側聽損及耳鳴的原因，必須考慮到左側窗戶的風切聲，而且客運司機工作時間長，等於風切聲長時間直接影響了左耳。

案例70：車床

二十八歲退伍年輕人，退伍後就直接到叔叔的工廠工作，作車床。來門診看耳鳴，很困難溝通，因為兩耳都聽不清楚，聽力檢查顯示雙耳聽力是七十分貝，年紀輕輕但耳朵卻是中重度的聽損。我建議工作時要配載耳罩，不然聽力可能再繼續惡化，耳鳴也會變嚴重。

案例71：演唱會

三十歲美甲師，聖誕假期和朋友去看演唱會，座位剛好是喇叭前的第一排，在一整晚聲光狂轟怒炸之後，返家右耳一直嗡嗡叫，右耳也正好是喇叭音響直接進來的耳朵。右耳除了嗡嗡叫，連帶聽力也聽不清楚，手機要改拿左耳才能接聽清楚。聽力檢查顯示為中度聽損，大約是在五十至六十分貝，治療一個月後，聽力只緩慢進步到四十至五十分貝。我問美甲師，以後還會再去演唱會嗎?美甲師回答說還是會想去，但會帶耳罩去演唱會。

治療目標

治療目標，就是治療到可以回復正常生活或像是正常人。

可是正常人也有耳鳴，我們稱作生理性耳鳴，這種耳鳴有二個明顯特徵：

一、耳鳴聲音非常小，必須專心聽，甚至蓋住耳朵才能聽到。

二、心情不受耳鳴聲音影響。

試問，一個正常人會被耳鳴困擾嗎？不會！因為正常人不覺得他有耳鳴。可是，正常人也有耳鳴，只要仔細聽就可以聽到，那為什麼他不去聽耳鳴聲呢？

正常人在安靜環境下可以聽到耳鳴聲，但不代表耳鳴聲會造成困擾。所以治療耳鳴的目標，就是治療到像是正常人，也就是想辦法把耳鳴聲音變小，或是把心情變得平靜不受耳鳴影響。

臨床上，許多人的耳鳴是小聲的，但卻要求治療到無聲，但連正常人都可能有耳鳴了，怎麼可能變無聲？所以這種要求等於是要比正常人還更小聲，顯然這是困難的。可是這類朋友還不少，耳鳴的治療不是只看聲音的大小而已，這裡頭還摻雜了心情的調適。因此耳鳴小聲，不等於心情已經平復、調適好了。

要治療耳鳴，先有正確的認知，就是耳鳴有二個維度，一個維度是聲音的大小，另一個維度是心情的調適。耳鳴治療，不是一味要求沒有聲音而已。

案例72：作網拍

三十八歲代課男老師，兼職作網拍，主要賣些小零食。網拍這個工作，有時利潤不錯，有時一整個月沒有多少訂單，不管業績好或壞，總是要經常拿起手機看訊息，半夜訊息來了，又要趕快回覆，雖然收入增加，但也犧牲不少睡眠時間。代課老師說網拍東西很多很雜，每天訊息都要一個一個看，有時訊息一多，耳鳴就會激動大聲，那時心情變得更焦慮，而且保證那天睡不好，影響到隔天去學校上課。我建議代課老師把兼職的網拍換掉，換成可以規律生活的副業。幾個月後，代課老師說他已經不作網拍了，現在就只有單純當代課老師，耳鳴也跟著好多了，心情也比較不焦慮了。可是代課老師的個性一向是急性子的，每當焦慮不安時，就難以忍受耳鳴，好想把耳朵刺穿，每當早上睡醒那時候，心情是一天之中最平靜的，耳鳴聲音雖然沒有變化，卻可以不把耳鳴當回事。耳鳴和心情是綁在一起的，心情平靜，就會感覺耳鳴平靜，心情不平靜時，耳鳴也會不平靜。治療這位代課老師的耳鳴，就像是在修煉他的性情。

國王的病

耳鳴是耳鼻喉科中最難治療的病症，說是最困難的病症一點也不為過，因為它比癌症還難治療。我們聽過很多人抗癌成功，卻很少聽到抗耳鳴成功。

國王的新衣

國王身上穿著一件新衣，那是一個看不見的新衣，有裁縫師可以看得到新衣，並且對新衣指指點點。

耳鳴也是一個看不見、摸不著的病。作檢查？找不出原因！作治療？很少人被治好！耳鳴就像是國王的新衣一樣，大家不知道這個病長什麼樣子，卻紛紛對耳鳴作出很多不同的理論，例如：發炎、缺氧、失調、疼痛、水腫、營養、病毒、循環、退化、免疫力、內分泌、肌筋膜等等。不管你提出什麼樣的理論去解釋耳鳴，永遠都有個事實無法忽視，那就是為什麼耳鳴還是這樣難以治療？耳鳴就像是國王的病，大家對這個病提出了好多看法，但終究無人可以確定耳鳴的全貌。

耳鳴是什麼原因造成的？現在的標準答案是四個字：「原因不明」。既然答案已經公布出來了，那麼醫生看耳鳴、安排檢查，我們應該有些心理準備，那就是檢查不太可能告訴我們耳鳴是什麼原因造成的。

案例73：學霸

二十九歲台清交文組女學霸，上面還有一位更優秀的姊姊。小時候姊姊就很會管教女學霸，使得女學霸從小生長在姊姊的陰影之下，也養成了凡事力求完美的個性，這導致她在謀職時，不肯屈就，結果就是很難找到合適的工作。日子一天一天過去，經濟上的壓力也越來越大，某天爆出耳鳴後，難以忍受，不斷地求醫，接受各式各樣的檢查治療。去廟裡問事，老師說卡到陰，要作什麼事化解，女學霸也照辦，耳鳴依舊無解。到美國取經，回台用卡牌算命，解釋了耳鳴的來龍去脈，女學霸花了錢去破解耳鳴，結果仍然不變。耳鳴就像是國王的新衣，每個人都在指指點點，而且還樂此不疲。

耳鳴的矛盾治療

十之八九的耳鳴人，都吃過維生素B群、銀杏、類固醇。矛盾的治療，就是照學理來說，應該行得通，不過結果卻通通沒用。第一個現象，既然神經不正常了，那麼吃維生素B群應該有幫助，因為可以保養神經，可是很少聽到吃過B群後，耳鳴改善，甚至有人的耳鳴反而變得更大聲，這真的很矛盾。第二個現象，自古以來，銀杏一直被提起，很多人服用銀杏之後，耳鳴並沒有改善，那是不是中醫典籍寫錯了呢？第三個現象是，類固醇對受傷細胞有抗發炎的作用，不過很多人吃類固醇或打類固醇，卻很少人說耳鳴得到改善，真的令人費解。另外，還有人的聽力非常好，這表示聽覺神經的功能是好的，可是卻產生耳鳴。

案例74：維生素B群

四十六歲女教師，有間質性膀胱炎，常常要解尿，每次尿尿只有一點點，半夜中，每個小時都要起床尿尿，影響到了睡眠，可是忍著不解尿，下腹會痠痛，去解尿又只是幾滴，根本就沒有很多尿。睡眠好不好，由膀胱決定，生活快不快樂，由膀胱決定。近一年得到耳鳴，自行買健康食品來吃，吃過銀杏、維生素B群、蔓越梅。女教師說，維生素B群只吃幾次而已，因為吃完後，耳鳴反而變大聲，吃銀杏則不會變大聲，可是已經吃了大半年的銀杏，耳鳴並沒有什麼變化，只是瘦了荷包。

中醫經方派

中醫有一門重要的學派叫經方派，主張根據治療經驗，保留有療效的方法。對於耳鳴，我用了許多種方式，有些方式僅能在大醫院實施，有些方式可以在診所內操作。

我在許多耳鳴朋友的後腦勺、後頸、肩、耳下、顏面的許多地方打針，打的針劑有維生素B、C、銀杏或葡萄糖之類，亦有中醫建議改為當歸針。打針後，有人耳鳴的聲音改變了：變小聲了、消失了、變大聲了，或是沒有改變。這些打針的部位都與耳內神經不相干，而且耳外和耳內的距離甚遠，這就產生了幾個可能：

可能一：我們把耳鳴看錯了，耳鳴的問題不在耳朵內或大腦內，而是耳朵外面的問題。

可能二：耳朵外面的肌肉、神經或血管，可能與耳內神經有某種關連。

可能三：打針能改變的耳鳴是一種全新型態的耳鳴，與耳內的耳鳴是不一樣的。

可能四：……

幾年前的治療方式和幾年後的治療方式，有的相同、有的作調整，就像中醫的經方派一樣，我會保留也會摒棄某些治療方式。現在我對於耳鳴的看法，傾向是耳鳴有很多類型，不是只有一種。

案例75：胸鎖乳突肌

三十歲青島姑娘，嫁到武漢，有失眠情形，後來出現了右側耳鳴，高頻。在武漢當地看了一些三甲醫院主任醫師級的門診，不過未見改善，也到廣州、上海各地尋求治療，中醫與西醫，多方嘗試，實在令人沮喪，先生看著太太逐日憂鬱，自己也開始憂鬱了。後來經由病患轉介，青島姑娘來到台灣治療，我在其枕骨、乳突等部位打針，打維生素B6。枕骨是風池穴，乳突是完骨穴以及翳風穴，我以二十四號針頭入針後，故意不止血，這樣針孔會滲出些微血滴，幾秒鐘後，就自動止血了，這個效果很類似中醫說的刺血。這些穴位對西醫解剖位置來說，影響了至少三個方面，一個是胸鎖乳突肌，另一個是大枕神經、小枕神經，還有小部分的顳肌。常理認為耳鳴來自於耳朵內部神經異常，卻不知胸鎖乳突肌與大枕、小枕神經也可能影響耳鳴，甚至是顳肌這條肌肉引起的。

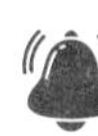

耳鳴不是一次就能治好

很多人都把耳鳴看錯了。

耳鳴不是感冒，無法看一次醫生就好，也不是吃了一個星期的藥就會自己好。許多耳鳴人從有醫生看到沒醫生，不斷地換醫生，每看一次醫生就沮喪一次。

如果耳鳴只要吃一個星期的藥就好了，許多人吃了好幾個月的藥，胃藥、鼻藥、降血脂的藥、抗組織胺、血液循環的藥、銀杏、維生素、抗焦慮、荷爾蒙、安眠藥、肌肉鬆弛的藥，卻很少聽到有人的耳鳴改善。

耳鳴是前所未見的病症，是一個長期心靈與身體折磨的病症，它剝奪一個人的睡眠，也剝奪一個人的快樂。既然耳鳴是長期性的病症，那就無法像治療感冒一樣，看一次醫生就好，相反地，治療耳鳴更需要耐心。而且耳鳴分了許多等級，治療耳鳴不是「好了」或是「沒好」這二種結果，耳鳴治療還可以再細分很多等級，例如「好一點點」、「好三成」、「好一半」、「好多了」等等。可是現實中，多數的人還是把耳鳴當成感冒，以為看醫生就會好，以為吃一次藥就會好。

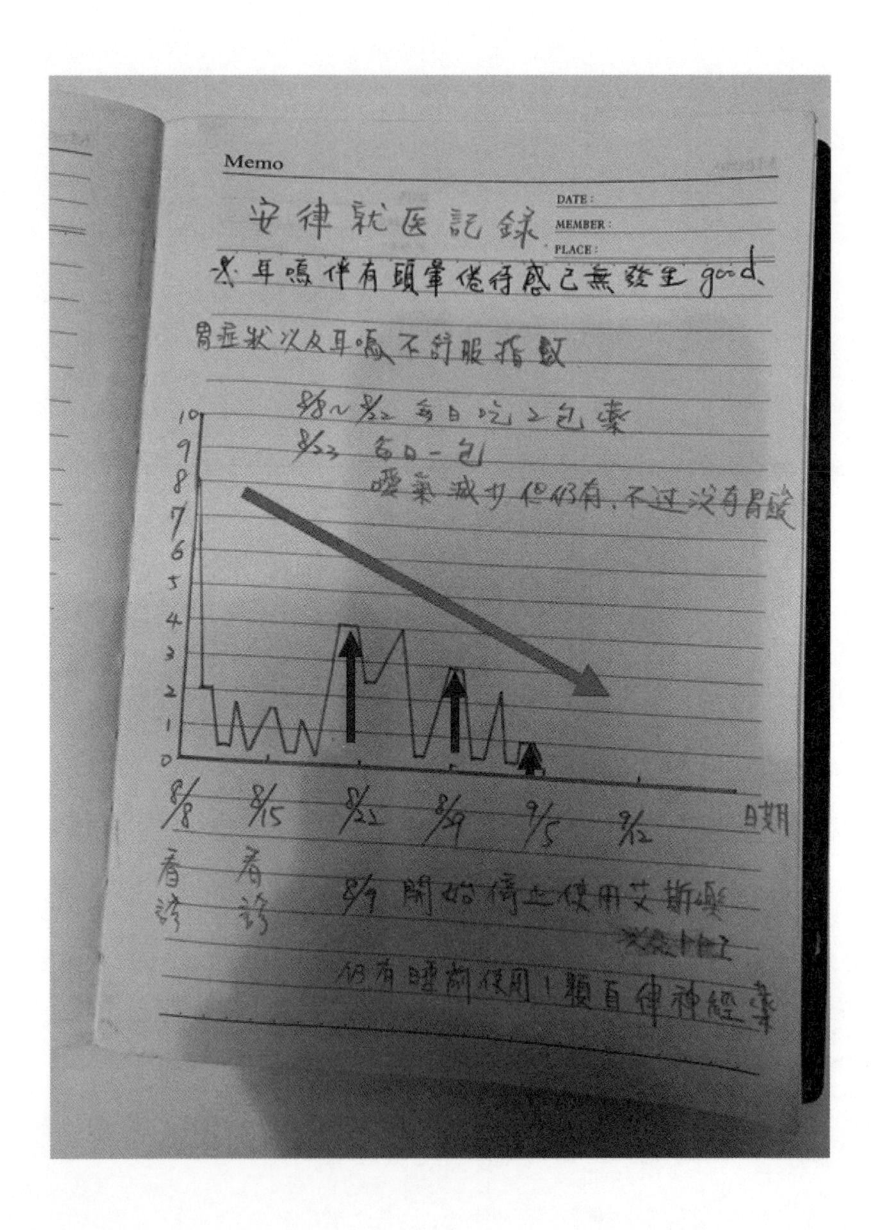
Memo
DATE :
MEMBER :
PLACE :
安律就医記錄
胃症狀以及耳鳴不舒服指數
8/8~8/22 每日吃2包藥
8/23 每日一包
0
1
2
3
4
5
6
7
8
9
10
8/8
8/15
8/22
8/29
9/5
9/12
日期
看診
看診
仍有睡前使用1顆自律神經藥

案例76：治療曲線

五十歲竹科小主管，十年前，家庭意外變故，那時開始耳鳴，經過二年，父親往生後，開始胃食道逆流。耳鳴和胃食道逆流加在一起，令人厭世，看病並無改善多少，最後無心工作，辭掉了，在家休息養生，看看能不能將病情轉好，結果病情依舊沒好轉，為了振作，開始走到戶外，瘋狂騎自行車。在後來的治療時，開始好轉了，竹科小主管將治療曲線記錄下來。

病情的曲線高高低低起伏，但有越來越緩和的趨勢，將一個月的治療與病情的曲線畫下來，可知原來耳鳴並不是一次就能治好，治療過程的高高低低起伏是正常的現象，並不是一次治療，病情就永遠會好轉，實情是病症還是會反覆，但長期來看，卻是逐漸緩解，就像是前進二步，又後退一步，然後又前進二步再後退一步的意思。

這位耳鳴朋友的多年胃腸症狀，也隨著治療而緩解。

現在來回答門診中，經常被問到的問題。

問：胃食道逆流是否會造成耳鳴？

答：無法證明。但確實看到一些耳鳴緩解的人，他們的胃腸症狀也跟著緩解了。

問：耳鳴可以治療嗎？

答：可以治療，但無法一次就好。能夠一次就能治好的人，畢竟是少數，所以不能對治療期望過高，以為一次就能好。

問：耳鳴可以治療到沒有聲音嗎？

答：這個問題問的不對。連正常人都有極小的耳鳴聲，不太可能把耳鳴聲治療得比正常人還小聲。耳鳴的治療目標，應該是治療得跟正常人一樣才對。

問：正常人也有耳鳴聲，真的嗎？

答：這種耳鳴稱為生理性耳鳴，在極安靜的環境下，或是雙手摀住耳朵時，能夠聽到的耳鳴聲。把一些正常人關進聽力檢查那一小小的密閉空間內，他們就能聽到自己的耳鳴了，有些人還能聽到自己的心跳聲。

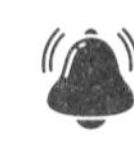

三種治療耳鳴的對策

亂槍打鳥

我們可以用血液循環藥、安眠藥、維生素B、血清素、類固醇、利尿劑、高壓氧等等多種方法去治療耳鳴。不過到底哪個方法才是真正具有治療效果呢？

擠牙膏

如果是胃食道逆流引起耳鳴，那就吃胃藥；如果是耳咽管引起的耳鳴，那就使用鼻炎藥，如果是梅尼爾氏病，那就吃利尿劑。可是每次吃的藥都不一樣，到底哪一次的藥才是對的呢？

無招勝有招

直接躺平，就是和平共處啦。

耳鳴的治療有多複雜就有多複雜，有多簡單就有多簡單，真是一個非常複雜、困難的病症。耳鳴的朋友，如果是新來的，會經歷撞牆期，到處打聽、到處求醫，由於「涉世未深」，當然也會花費許多時間、精神、金錢。等到累積了就醫經驗與沮喪，也交了一大筆學費後，才能逐漸體會耳鳴：不管你在不在意，耳鳴還是一直叫。而有經驗的耳鳴人，因應方法常常是早點睡、不熬夜、注意飲食、避開地雷，甚至是不管耳鳴。

請留意，耳鳴的第一個細節就是，耳鳴一直都在，但情緒的轉換卻能帶來不同的感受。所以治療耳鳴不是只有在意耳鳴的聲音而已，還得要面對失落的情緒。

案例77：耳鳴手術

耳鳴可以治療嗎？耳鳴可以手術嗎？

六十三歲美濃香蕉農，我在他的頭部打了一些針，每打一針，讓蕉農去感覺耳鳴是否有改變。在不同部位，打了許多針後，最後確認在耳朵後面的位置下針，可讓耳鳴改變。

打針就像中醫利用針刀撥筋的味道，西醫的觀點就是利用藥水將肌肉撐開。當確定打針可以讓耳鳴改變後，與蕉農討論，安排時間進入手術房，以麻醉手術方式，劃開皮膚，露出頭皮下的肌肉，利用止血鉗作鈍性剝離，就是把肌肉層分開的意思，手術時間大約五分鐘，止血後作傷口縫合，幾個星期後拆線。這位蕉農朋友的耳鳴就此改變了。中醫撥筋是以針頭去挑剝肌筋膜，我則是以手術方式，用工具去剝離耳後肌與一部分顳骨肌肉，同樣也類似中醫小針刀剝筋作用，而且可以有較大的剝筋面積。

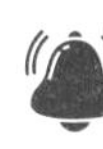

和平共處

耳鳴並非和平共處、相安無事就不嚴重了，應注意的是長期低落的情緒。一個健健康康的人，從沒想過會在一夕之間得到耳鳴，從此生活有了巨大改變。目前有許多理論與假設來解釋為什麼會有耳鳴，而且每隔幾年就有新的學說被編入教科書中。至今，全世界的醫師、學者、研究人員仍持續在探尋耳鳴的成因。

無風不起浪，事出必有因

雖然此刻難以知道耳鳴的真實原因，但中醫與西醫都還是認為身體某個地方出了問題，有可能是在神經，也可能是循環，也可能是大腦，總之，有某種我們還不知道的原因，使得身體某些部位的功能出了問題，也就產生了耳鳴。既然是身體出了問題，可以用和平共處來面對嗎？

耳鳴是全天無止盡的煎熬，如果換成是一整天無止盡的發燒，那麼和平共處可以讓發燒沒事嗎？如果是一整天無止盡的頭痛，可以和平共處嗎？如果是一整天無止盡的拉肚子，可以和平共處嗎？

和平共處雖是好意，但卻不能讓身體不痛、頭不痛、不拉肚子。

我們一向把耳鳴當成是身體的病痛，因此，我們會問耳鳴會好嗎？就像在問感冒、盲腸炎、高血壓這些身體的病痛一樣。感冒、盲腸炎會好，高血壓也可以控制很好，唯獨耳鳴不知道哪裡出問題，而且伴有焦慮、恐懼的情緒。

如果能夠和平共處，何必到處逛醫院找醫生，只願求得片刻的寧靜？每一位耳鳴的人，走過的路都一樣，都是孤獨、害怕。他們需要的不是和平共處，而是需要被理解，這樣至少可以緩解低落的情緒。

個案78：顳肌

古稀之年的慈濟環保志工大哥，長年照顧年邁的母親，老人照顧老老人，體力透支之下，爆發出耳鳴，於是意志消沉，抑鬱寡歡，難睡易醒。我在門診以APP發出的頻率聲音，請他聽看看耳鳴的頻率大約是多少，幾次來回後，志工大哥說耳鳴的聲音就是接近頻率在八千赫茲，這是高頻耳鳴聲。接下來，我準備了幾種針劑，在頭部一些肌肉打針，最後一針打在耳後的顳肌。拔針後，志工大哥突然側身轉頭又把頭轉回來，眾人一陣沉默，看著他這樣側身轉頭幾次，不知道他想要作什麼，志工大哥就說側身轉頭是要去聽耳鳴聲音，他感覺頻率改變了。我立刻開啟APP，再讓志工大哥聽看看耳鳴的頻率，最後顯示耳鳴頻率下降到六千七百赫茲。志工大哥說雖然耳鳴還在，但聲音小了許多。耳鳴會是內耳神經的問題嗎？或是大腦的問題嗎？不一定！改變耳朵旁邊的一小塊肌肉，竟也可以改變耳鳴。

案例79：沒有人是贏家

四十一歲台北辦公室女職員，住院治療，夜晚因耳鳴叫聲而無法入眠，睡不著覺更令人心煩，同一健保病房的病人在半夜尚未睡覺，進進出出浴廁多次，發出的聲響也一樣讓人無法入眠。睡不著又火上加油，女職員頓時理智線斷掉，火冒三丈，開始在病房吵鬧，大聲的音量吵醒了病房所有的人。怒氣發作，爆走的當下，沒有人是贏家，每個人都輸了，醫生輸了，病人也輸了。幾年後，我持續追蹤耳鳴病情，問起這位女職員，現在還受耳鳴困擾嗎？女職員說不會困擾了，已經可以淡然面對耳鳴了，也覺得不必治療了。你看，耳鳴可以讓人焦慮憂鬱，可是過幾年後，再來看當時的耳鳴，其實耳鳴什麼也沒有改變，真正改變的是你對耳鳴的看法。

案例80：除了仙丹妙藥之外

五十四歲婦人，耳朵有風聲，像是火車過山洞的感覺。幾年前曾得過帶狀皰疹，雖然已痊癒，但後遺症一直存在，就是顏面感覺一直不舒服。後來又再加上耳鳴，讓人心更煩，影響到了睡眠，為求一睡，只能借助酒精。這位太太在心煩意亂之下，尋求的方法就是快速緩解，為了睡覺，就喝酒喝到茫，為求耳鳴快好，就是請醫生開立可以讓耳鳴消失的藥。這種情形，越想要快點好，反而是不會好。那麼，除了仙丹妙藥之外，有什麼方法治療耳鳴？

耳鳴的治療，必須互助合作，不是只靠醫師，病人自己也需要努力。病人能作什麼努力？告訴自己，把注意力轉移到當下。轉移注意力是需要練習的，把注意力專注在當下作的事，這叫作正念。正念是要練習的，越練習越熟練。正念與禪修是不同的，正念就只是把注意力放在當下作的事情上而已，很單純。

針灸

做耳鳴的針灸，有幾個固定的穴道，比如中渚穴、翳風穴。中藥也有固定的藥方，比如六味地黃丸、溫膽湯、龍膽瀉肝湯、石菖蒲。我們可以增添一些穴道以及藥方，這樣又成了不同方式的治療。

我以打針方式來取代針灸，臨床經驗較常發現耳鳴可以改變的位置在顳肌、胸鎖乳突肌、斜方肌，還有頭頂的四神聰，頭部的三焦經穴道亦可打針，膀胱經、膽經也有多處穴道可以緩解耳鳴。

案例81：耳朵往內吸

四十八歲基隆女，長期眩暈，經常請假，最後留職停薪養病。醫生診斷為梅尼爾氏病，她有個特殊的症狀是耳朵往內吸，就好像耳朵內有個吸塵器，不斷地把外界空氣往耳朵裡面吸，極為難受。我在耳後瘈脈穴打針，之後往內吸的感覺就緩解了。同樣的症狀，另一位二十五歲台北女護理師，中醫在其耳朵放血，症狀也獲得緩解。

案例82：張口打針

二十九歲急診護理師，耳痛二個星期，急診單位的醫生幫她打止痛針，仍然耳痛，會診耳鼻喉科，檢查無異常，吃止痛藥的效果只有一點點。我請她張口，在其後臼齒三角區打針，打完症狀獲得舒緩。同樣的症狀，另一位四十八歲在彰化作沖床的婦人，我在其耳上角孫穴打針，症狀也可以緩和下來。

案例83：耳鳴穴道

我在慈濟醫院服務時，日夜二次的巡查病房，這是例行的事情，要把所有住院的病人都看過一遍。通常查完最後一位病人都是半夜十二點至一點左右。病人通常也不會睡覺，在病房等我，等著跟我講過話之後才去睡。如果已經睡著的，陪病家屬會叫醒病人，讓我和病人講上一些話，講完後再躺回去睡。

住院中的治療和門診的治療有很大的不同，門診能分配的時間是比較少的，住院則比較有時間講話，讓我觀察更多生病的細微小節，病人也會告訴我生活周遭的大小事情。

這一晚，大約晚上十點左右，病人還沒睡，在等我，看到我來病床邊，他坐起來了，講了一些話後，我請他側身，露出耳後的枕骨，讓我打針，打在率谷穴、風池穴、天柱穴這三個穴道。大約三十秒左右，他告訴我耳鳴聲音改變了。我怎麼知道要打三針？其實事先是不知道的，而是和病人講話時，觀察他們的表情，再用手觸診，去壓一壓肩、頸、背、頭這些部位的，才決定以打針方式治療。

案例84：頭皮針

五十三歲香港環保公司老板，牙齒咬緊時，耳鳴更大聲，睡不好。為了治療耳鳴，從香港看醫生，看到台灣來。不理解耳鳴的人，無法理解香港朋友花錢、花時間、花精神，就只是搭了飛機來台灣治療耳鳴，然後再搭飛機回香港。耳鳴是一種被歧視的病症。歧視是指不被理解甚至被誤解的意思，而耳鳴也因歧視而被當成空氣病了。我在香港人的頭皮上，確認了幾個位置打針。

耳鳴再訓練治療

耳鳴再訓練治療也叫耳鳴減敏治療，按照字面的理解，就是把耳鳴再訓練，減少對耳鳴的敏感。什麼叫作再訓練？就是原本你已經有耳鳴了，現在再讓你去聽其他的聲音，聽久了，你在不知不覺中逐漸習慣外來的聲音，也跟著減少對耳鳴的敏感。中國大陸的用語叫作耳鳴習服療法，習服就是適應的意思，所以這種再訓練的療法，就是讓你去適應耳鳴的治療。

增益或抑制

人類大腦具有過濾訊號的功能，會把有意義的訊號接收進來，而把其他訊號當作雜訊抑制掉，例如，在菜市場說話，我們可以聽到對方的講話，卻不知不覺地把背景那麼吵雜的聲音忽略掉，這要歸功於大腦的過濾功能。對方講話聲音和菜市場的吵鬧聲音，同時一起進入耳朵，大腦卻可以很自動地把訊號分類，接收需要注意的訊號，甚至還會增益這些接收到的訊號，把它放大，然後抑制或忽略不需要注意的訊號。試想菜市場有多吵鬧，但大腦卻能關閉這麼吵鬧的聲音。所以耳鳴的人去聽其他聲音，便可能轉移對耳鳴的注意力。

可塑性

人類大腦具有可塑性，可以把神經傳遞訊號的路線加強或抑制，等於是重新塑造神經的傳遞。耳鳴讓人心煩意亂，坐立不安，這是因為耳鳴啟動了大腦中的邊緣系統，邊緣系統是一套神經系統的集合，其位置介於大腦下方與腦幹上方這個區域，這裡的神經系統控制著我們的憂鬱、焦慮、快樂、悲傷。既然大腦具有可塑性，那麼耳鳴與邊緣系統的這條關連，我們可以想辦法去抑制或弱化，這樣耳鳴引發的負面情緒應該就會減少了。

大腦可以將傳入的訊號增益或抑制，還能夠塑造神經的關連性。如果是聽損，大腦接收到的訊號會減弱，於是會自動增益這些訊號，結果增益出來的聲音就是耳鳴的產生，耳鳴又與厭煩、不愉快產生關連，並且注意力一而再、再而三地放在耳鳴上面，於是更加強化了耳鳴與不愉快的連結。

利用大腦的特點，增益或抑制，也就是利用其他聲音去抑制耳鳴。在此之前，耳鳴連結到邊緣系統，這導致耳鳴誘發某些負面情緒。耳鳴再訓練治療基於大腦可塑性，以心理諮商、放鬆訓練、轉移注意力的綜合方式，改變對耳鳴的看法，重新塑造神經連結，其重點是抑制或切斷耳鳴與邊緣系統的關連。完整的耳鳴再訓練治療需要超過一年的時間，真正考驗的是後續的治療耐心。

經顱磁刺激

磁場經過頭顱，定位刺激大腦，稱作經顱磁刺激。早先，一直偶有傳出病人去醫院作了核磁共振檢查後，意外地發現耳鳴消失。這種消息如果只有一個人傳出的話，那就是個案，假如不止一人有這樣的經歷，那就值得探討了。核磁共振的檢查是把人體固定平放在床上，再穿過巨大的磁場作掃描。大腦無法倖免地也籠罩在磁場之中，我們對於磁場可以改變大腦的神經活動感到興趣。有研究者將磁場應用在憂鬱症這一族群，其結果是改善憂鬱症病情，然後又有人應用到耳鳴的治療。目前雖然不甚清楚為何把磁場打在大腦就能改善憂鬱症、耳鳴，但是推測磁場改變了電場，而神經活動原本就是一種電流的刺激。經顱磁刺激已經問世多年，但是價格仍然昂貴，而療效也因人而異。治療效果能否持續、或永久改變大腦、或是治癒耳鳴，尚待更多研究。

案例85：強迫症

四十四歲公所地政辦事員，自國中開始有了強迫症，時常檢查書包內的東西是否有擺定位，如果不檢查的話，心裡就有莫名的焦慮感，直到打開包包檢查後，焦慮感才放下，但是過沒多久，焦慮感又來了，又催使他再去檢查包包，這樣一天之中，就無限循環地檢查。長大後，開始有耳鳴，這讓人更焦慮，同時也失眠了。這些年不斷搜尋可以治療強迫症與耳鳴的新方法，他自詡是一位先驅，以身試法，嘗試過所有已知的方法。現在接觸到經顱磁刺激後，興沖沖地去治療，剛開始覺得效果很不錯，強迫症的想法減輕了，耳鳴減輕了，他很開心地分享治療經驗給病友社團，不過停止經顱磁刺激後，強迫症與耳鳴又反彈回到了原點。

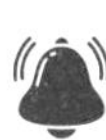

人工電子耳

人工電子耳和助聽器是完全不同的東西，雖然二者都是協助聽損的朋友，其間最大的差別是人工電子耳需要手術，把內耳骨頭磨開，再把電極置放進入內耳，而助聽器並不需要手術。內耳的樣子是一條水管，毛細胞沿著水管一個一個排列，總長約三・五公分。手術者將人工電子耳的電極，放置進入內耳，沿著水管插入，這樣就能利用電極去刺激毛細胞，將外界的聲音訊號傳入大腦，讓聽障者聽到聲音。

案例86：驚嚇

四十一歲婦人，生完第二胎後，在小孩二歲時，騎自行車發生車禍，雖無外傷，但受到巨大驚嚇，自那天起，雙耳聽力明顯下降，而且是一直在下降，幾年後，雙耳就全聾了。後來接受人工電子耳手術，手術後聽力可回復與人正常溝通，但卻出現耳鳴，這種耳鳴干擾聽力，令其無法分辨語音。當耳鳴小聲時，聽力會變得清晰，耳鳴大聲時，聽力會變得模糊。

案例87：配戴人工電子耳

三十八歲退伍職業軍人，十多年前，開始注意到雙耳不明原因的退化，一開始還能和人溝通講話，到了退伍時，與人溝通就倍感困難。雖然聽力退化還能忍受，唯獨耳鳴令人難受。最先配戴助聽器，但是並不滿意，後來接受人工電子耳手術後，聽力可恢復如正常人，而且只要戴上電子耳，耳鳴便消失，一拿下耳朵上方的線圈，耳鳴又出現。

星狀神經節阻斷

神經節就是神經細胞匯集的地方，外觀形狀會膨大，在靠近甲狀腺的地方，有交感神經節，外觀形狀像是個星狀光芒，所以稱為星狀神經節。除了脖子之外，在腹部也有星狀神經節。神經節阻斷就是打麻醉劑，以放水淹人的方式，將麻醉劑淹沒神經節，達到麻痺神經的效果，按照麻醉劑效果，如果是短效的，則作用時間是短暫的，如果打入的麻醉劑是長效的，則效果就是長效的。交感神經被麻痺後，首當其衝的是脖子以上的神經被阻斷，第一個效果，就是血管擴張，血流增加，局部皮膚泛紅發熱，有幾個學理支持星狀神經節阻斷，比如改善組織循環、減少疼痛，綜合以上的作用，又再延伸出提升自然治癒能力。臨床上，可以應用到顏面神經麻痺、頭痛、耳鳴、失眠等方面的治療。星狀神經節位在甲狀腺旁邊，附近有頸部大動脈、大靜脈，還有迷走神經，打針時，以超音波導引，這樣可以將針頭閃避危險地方，直接打到神經節的旁邊。風險除了打到大血管之外，還有呼吸抑制。

案例88：牛大大

三十八歲牛大大，家裡是作水果批發兼銷售，一大早從果菜市場批來水果，之後再分銷。從事這行業也等於宣告全年無休，每天要工作十二小時以上。作久了，誰不累？心累，身體也累。牛大大來找我看耳鳴時，身心疲憊就寫在臉上。這種病明顯是長期休息不足所導致的，若要治療，也必須以休息來治療。休息？不一定要吃飯睡覺才算休息，其實還有其他不同的休息方式，如果放下手上的事轉而去作其他事，這也算是另一種休息方式。所以工作累了，就去聽音樂，這也是一種休息方式；週休二日出外踏青晒太陽，也是一種休息方式。

我安排牛大大接受星狀神經節阻斷術治療耳鳴，打針後，耳鳴緩解，然而效果並不能維持長久，之後改以長效麻醉藥劑施打，耳鳴緩解時間就比較久了，到了晚上，睡眠也變好了。牛大大前後接受了將近五十次的打針，他分享治療經驗，他說打針後，顏面發紅發熱，如果用毛巾把頭包起來，盡量不要把熱散得太快，治療效果會更好。牛大大還發現星狀神經節阻斷術要多打幾次，效果也會越來越持久。若說到星狀神經節阻術能否把耳鳴治癒，目前還需要累積更多案例去統計。

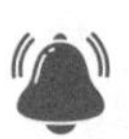

高壓氧

高壓氧治療就是把人放在密閉空間中，使用高壓力的純氧，讓你呼吸，這樣強行把身體其他的氣體排出來，以氧氣置換，而且還是用高壓力把氧氣擠入身體，其結果就是身體細胞、組織比較不缺氧了。如果再細究一點，高壓氧的條件具有類似腎上腺素的作用，可以讓血管收縮、消水腫，而且血管收縮並不會造成缺血缺氧，因為血液當中氧含量更高，組織細胞並不會缺氧。高壓氧治療可以應用在缺血缺氧的治療上，比如一氧化碳中毒、骨髓炎、突發性耳聾，耳鳴亦可應用。

案例89：高壓氧

三十九歲學術單位的國科會研究計畫助理，突發性耳聾，沒有頭暈，沒有耳鳴，在台北各大醫學中心看診，有住院治療，有門診治療，有打靜脈類固醇點滴，也打過耳內類固醇治療，可惜聽力未見恢復。醫生建議高壓氧治療，事先有說不要有預期成功的想法，但可試一試這樣的治療，一個療程要作十次高壓氧。研究助理接受建議，進入高壓氧艙內，接受治療，第一次還沒有結束時，反而產生耳鳴，極為難受，她說耳鳴比突發性耳聾更讓人難以接受，於是放棄剩下九次還沒作的高壓氧治療。

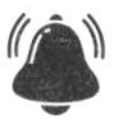

認知行為治療

目前針對耳鳴的研究，都聚焦在醫學領域，至於心理學方面的研究則很缺乏。換言之，大家都只知道耳鳴這個病症，卻忽視了這個病症對個人生活上的衝擊，它明明比癌症難治，耳鳴人口又比癌症還多，卻缺乏心理學方面的研究。而且耳鳴繞不開情緒這座大山，如果只重視耳鳴的音量卻忽略了長期低落的情緒，那麼治療耳鳴便缺少了全面性。認知行為治療的目的就是重新建立認知，進而改變行為，認知、行為改變後，後續的情緒反應可能也會改變。那什麼是認知呢？認知即是個人對事、對人、對物的看法。認知行為治療建立在幾個耳鳴的事實，那就是：

一、耳鳴並非以大小聲來決定嚴重，而是以注意力、情緒來決定嚴重性。

二、大眾誤解了耳鳴，以為只是身體上實體的病，而忽略了長期帶來的情緒病。

三、耳鳴再訓練療法主張耳鳴和邊緣系統是有關連的，而邊緣系統就是管控情緒的中樞。

原來，耳鳴再訓練療法包含了認知行為治療。學者認為一個人的認知影響著行為，不正確的認知導致不適當的行為，所以轉換成正確的認知，對當事者的行為會是恰當的行為。基於此點，認知行為治療強調建立正確的認知。

耳鳴的聲音大小聲是一回事，但無助、焦急、沮喪的心理又是一回事，也就是耳鳴並不像感冒那樣的身上實體的病，還牽涉到了心理治療。要找到治療的突破口，就是好好傾聽耳鳴的生病過程，適時給予關懷，這才是最重要的第一步。

……注意力

耳鳴的嚴重程度，不是以聲音的大小來決定，而是以注意力來決定。治療耳鳴時，大家都忽略了耳鳴聲是永遠存在的，差別只是大小聲。當你越是注意耳鳴，它就會大聲，當你越不去注意耳鳴，耳鳴就遠離你。

耳鳴的治療，必須互助合作，不是只靠醫師，病人自己也需要努力。病人能作什麼努力？告訴自己，把注意力轉移到當下。轉移注意力是需要練習的，將注意力專注在當下作的事，這叫作正念。正念是要練習的，越練習越熟練。正念與禪修是不同的，正念就只是把注意力放在當下作的事情上而已，很單純。

案例90：老和尚入定

六十四歲新北市老和尚來診所打針治療耳鳴，他說每次治療後，感覺就像是他在寺廟裡的入定、打坐，整個大腦都空白，什麼都空白，沒有任何念頭，也不會去注意耳鳴這件事。老和尚說原來要治療耳鳴，就是忘掉耳鳴這件事。

第六章　耳鳴人的心聲

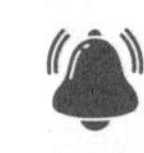

耳鳴會不會好？

「耳鳴會不會好？」

「耳鳴可不可以喝咖啡？」

「作高壓氧可以治療耳鳴嗎？」

「耳朵打針有什麼風險嗎？」

「耳鳴要治療多久才會好？」

「類固醇是不是有很大的副作用？」

「吃銀杏有沒有效？」

「戴助聽器有幫助嗎？」

「我住高雄，可以推薦一下醫師嗎？」

「我有高血脂，是不是這個原因造成的？」

「醫生說我是梅尼爾氏病，有人跟我一樣嗎？」

「耳鳴是什麼原因造成的嗎？」

有無數個有關於耳鳴的問題，大致上可以歸納出幾個基本句型。

句型一：是什麼原因造成的？
句型二：這個病會好嗎？
句型三：哪裡可以治療這個病？
句型四：有什麼治療方法？
句型五：吃這個東西會好嗎？
句型六：治療有沒有副作用？

不管在國內或國外，網路上的交流與討論，只要是關於耳鳴，大家想要問的問題，多數會圍繞著這幾個基本句型。為什麼每一個人都問同樣的問題？就是因為找不到答案，所以才會一直問。不止我們在問，連美國、英國、德國耳鳴的人，也是這樣問。也別以為只有歐美的人會這樣問，連非洲、中東、印度這些我們不熟悉的國度的人，也是這樣問的。原來，全世界的耳鳴人都是一樣的想法。

因為醫生、病人、研究人員都找不到答案，美國的家庭醫生也一樣只能請病人習慣耳鳴，也就是和平共處。西醫發展了一百年，中醫發展了超過一千年，對於耳鳴的看法雖是分歧的，生成了許多推測與學說，當然也沒有標準答案。

問問題，是容易的，但回答問題，卻是困難的。

前述的問題的標準答案是：

句型一：是什麼原因造成的？

答：不知道。可能原因複雜，但也可能原因簡單。少數人可以知道原因，絕大多數人是很難追溯原因。

句型二：這個病會好嗎？

答：不知道。因為不知道原因，所以難以對症下藥，而沒有對症下藥，也就不容易好。

句型三：哪裡可以治療這個病？

答：不知道。我們還是會習慣性地看找中醫，或是看神經科、家醫科、耳鼻喉科、精神科、身心科。也有民俗療法，也有人去找中草藥。復健科、骨科、疼痛科也有。

句型四：有什麼治療方法？

答：很多，無數多。不過有好幾個就醫的原則：如果太貴的，就不用去看；如果太多檢查的，也不用去看；如果有速成的，也不用去看。

句型五：吃這個東西會好嗎？

答：要看吃什麼。我們回到基本的原點，就是至今很少有人的耳鳴被治好。

句型六：治療有沒有副作用？

答：治療耳鳴的方法，通常沒什麼副作用，但所有的治療只要不危及生命就比較讓人放心，其次是不能有藥物過敏，然後不要殘留副作用，或是藥物成癮。

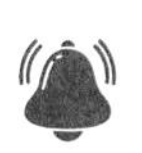

耳鳴世界

耳鳴的世界，是一種前所未見的世界，一般人難以理解與體會，更別說是同理心。

耳鳴的世界和現實的世界是平行的，就像有一面大鏡子，隔開了二個世界，在鏡子的外面，有一切的日間與夜間的活動，也就是大家生活的世界，但在鏡子的裡面，是耳鳴的世界，人們如同現實世界一樣，也有一切的日間與夜間的活動。

鏡子內的世界，就是耳鳴的世界，充滿著各種奇怪或不奇怪的聲音，有風聲、鳥鳴聲、樹葉的聲音、卡車聲、火車聲、摩托車聲、轟轟轟、呼呼呼、嗚嗚嗚、吱吱吱、機機機、伊伊伊、咚咚咚、弄弄弄、嘶嘶嘶、嘟嘟嘟、叩叩叩、嗶嗶嗶、鈴鈴鈴、西西西、嚶嚶嚶、波波波、框框框、嗡嗡嗡、鴨子呱呱呱、公雞咕咕咕、小狗汪汪叫、小貓喵喵叫、牛叫、羊叫、海浪聲、水滴聲、瓦斯漏氣聲、冰箱馬達聲、洗衣機脫水機聲、電視壞掉聲、收音機壞掉聲、電線走電聲、笛聲、電報聲、機器人的聲音、打鍵盤的聲音、蚊子飛、蟋蟀叫、水壺煮沸聲、鬧鐘聲、開門聲、敲玻璃聲、指甲刮玻璃聲，有人跟我形容過最奇怪的聲音是豬仔討餿水聲。這些聲音整天在耳朵內、大腦內轟炸，幸運的人，一天之內，可以有短暫的靜音模式，不過更多的人是持續性的環繞音響，一再重播不間斷，有人只有一種聲音，也有人是交響樂團好多種聲音，少數人會有低音喇叭效果，更多人的是喇叭破掉的音效。

聲音就是不會停，醒著的時候就是一直叫，無奈、無助可以把人逼瘋，這樣的世界，每個人看起來都是正常人，但卻飽受聲音的凌虐。有人被凌虐了十年，有人二十年、三十年、四十年、甚至更久。當耳鳴一個月的人，聽到有人耳鳴一年，就會露出不可思議的表情，當耳鳴一年的人，聽到有人耳鳴十年了，也同樣會露出不可思議的表情。因為，這真是難以言喻的折磨。想想古時候的人，不知道他們是怎麼度過的。

在耳鳴的世界裡，不會單純地只是聲音的轟炸，它還有一顆不被現實世界所瞭解的心。耳鳴的人面臨的不會只有大聲、小聲、靜音、環繞的問題，他還需要被瞭解、被傾聽。

被瞭解、被傾聽，正是耳鳴的人所需要的。

耳鳴一直都在，但它不是故意讓你變不好，耳鳴是讓你學習理解，學習觀察。學習，也不是一次就學會，而是需要你的耐心去學習。你的耳鳴世界裡，聽到的是什麼聲音呢？什麼時候會變大聲呢？那變小聲呢？耳鳴，是一個前所未見、無法被歸類的病症，需要的不是抗生素、普拿疼，而是耐心，而且我相信耐心會讓耳鳴變好的。

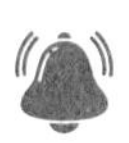 走在同一條路上

耳鳴的朋友，大家都走在同一條路上。

「耳鳴會不會好？」很多人都問過這個問題了。

「耳鳴是什麼原因造成的？」還是很多人問過這個問題了。

「耳鳴要吃什麼藥？」一樣是很多人問過這個問題了。

「難道我以後都要這樣子嗎？」確實很多人問過這問題了。

不管是什麼問題，在你發問前，就已經被同樣是耳鳴的人問過了，連在外國的網站上，美國人、英國人、德國人也問一樣的問題。

事實上，每一位耳鳴的人都走在同一條路。這條道路上的人，有共同的問題，有共同的困擾，有共同的行為，還有共同的經歷。

在台北的人，就在台北看了很多醫生，尋求治療耳鳴的方式；在美國洛杉磯的人，也是一樣的模式，就是在洛杉磯看了很多醫生，尋求治療耳鳴的方式。在台北看不好，就離開台北，到其他地方看醫生；不是只有台北的耳鳴人是這樣子，台中和高雄也一樣，連美國洛杉磯的人也是一樣的。在洛杉磯看不好的人，也一樣離開洛杉磯，到其他地方看醫生。吃了第一位醫生的藥，沒有好，就找第二位醫生看，沒有好就找第三位看。如果吃藥沒有好，就會開始尋找健康食品吃看看。如果西醫沒看好，就換中醫看。如果焦慮失眠，就會開始看精神科，從最早的排斥、拒絕，到後來接受了，開始服用焦慮症、憂鬱症、癲癇藥、安眠藥。

案例91：加拿大人

三十九歲加拿大人，服務於加拿大某個專科醫學會，在上班期間，突發性耳鳴。白天的耳鳴讓人無法專心工作，晚上的耳鳴讓人無法睡覺，過了幾個星期，工作已經作不下去，要辭職了，醫學會裡的醫師便介紹她去看幾位專家，事先都打過招呼了。可是看過了專家門診後，耳鳴依舊不變，整個人卻更憔悴。後來再經過大學同學介紹，來到台灣治療。

案例92：專家號

三十七歲中國大陸手機ＡＰＰ軟體工程師，突發性耳聾合併耳鳴，先到上海復旦醫院就診，病情無改善，再轉往更難掛號的交通大學醫院，掛了專家號，聽力以及耳鳴仍未改善。之前澳洲留學時的同學介紹來台灣治療。

所有耳鳴的朋友都有相同的經歷，而且不是只有台灣如此，在世界上各地方的耳鳴朋友也是如此，都是走在同樣的一條路上，問同樣的問題，踩著同樣的步伐，經歷同樣的折磨。耳鳴的人，身處在現實與耳鳴兩個世界，卻都走上同一條路上。這條路，有人走得輕鬆，有人走得不輕鬆，當你覺得很難熬時，你所經歷的，不會只有你是全世界最難熬的人，也不會只有你這樣，因為你所經歷的，老早就有很多人也同樣經歷過。

其實，耳鳴的人並不孤獨，因為這一條路上，有許多朋友跟你走在一起，而且群體陪伴、支持的力量很有幫助。

二個世界

醫學的教科書在看待耳鳴方面，並沒有特別的想法，就是舉出很多理論以及治療方式。如果按照這種方式來看耳鳴，既簡單又不麻煩。

可是到了臨床，在治療耳鳴之後，繞了一大圈，才知道幾乎毫無治療效果，醫學院所教的和教科書所寫的，跟實際是有落差的，這實在令人沮喪。就這樣在根本不知道耳鳴是什麼病的情形之下，大家竟然也看了耳鳴好多年？！

二極化的耳鳴反應

耳鳴的朋友通常會有二極化的表現，一種是高亢型態的，會是手足無措、坐立不安、說話急促的焦慮外表，另一種則是低落型態，會有眉頭緊縮、愛說不說、欲言又止的憂鬱情形。很少有其他的病症像耳鳴這樣，竟然有高亢、低落這二種型態。高血壓或糖尿病會有亢奮或低落的人嗎？應該沒有。癌症的人會有低落，但幾乎沒有亢奮的人存在。

醫師在治療時，親眼看病人表情，親耳聽病人說話，可以體會耳鳴的變化。在體會病患的耳鳴當下，很容易觸摸到耳鳴人的內心，以致他們常常會當場大哭。再回頭看看感冒、鼻塞的朋友，則完全不會這樣，也沒有觸摸到內心的感動。這就是耳鳴和現實世界的差別，耳鳴的時空和我們現實的時空是不一樣的。

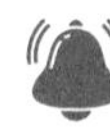

耐心

耳鳴病患就醫，很少有人從一而終的，幾乎人人都是看過一位醫生後，又再看第二位醫生，第二位醫生看完後，又再繼續看下一位醫生。

長期追蹤這些患者，都只剩下「吃藥沒有效」、「這藥吃很久了，不用再開了」、「這藥我家裡還很多，都沒吃，不用再開了」、「看過各大醫院了」、「不用再排檢查了」。

簡單地說，耳鳴病患出來看病，就是在找「仙丹妙藥」而已。不過大家都沒有意識到，耳鳴的病程其實是非常久的，幾乎可以說是終身的。顯然，耳鳴是一種長期、慢性的病症。因為大家都沒有意識到耳鳴是長期、慢性的，所以都當成在看感冒一樣，以為吃一次藥就會好，或是以為看一次醫生就好。

治療耳鳴應該多一些耐心，並且相信你所接受到的醫療是最棒的，因為所面對的耳鳴是長期的、是慢性的，如果沒有耐心，那就陷入了無限循環，一直在找醫生。

案例93：花費上百萬

六十四歲國營事業退休職員，十年前有了右側耳鳴，南來北往，遍尋名醫，連幾萬元一帖藥的偏方都嘗試過，花在治療耳鳴上的金錢，早就超過上百萬元，甚至將退休金也投進去了。家裡囤積了許多藥，床下桌上都是這幾年買的藥，可是沒有一種藥是吃完的，每種藥只吃幾次就沒吃了。

案例94：六味地黃丸

耳鳴的朋友四處打聽求醫，從西醫看到中醫，再從中醫看到身心科，從身心科看到民俗療法；從北部看到南部，從住家附近看到外縣市了，為的就是想要治療耳鳴。

三十五歲私人企業職員，單側耳鳴，在台灣看了約二十位醫生，治療無起色，搜索到華北一位醫生，使用微信，加了醫生好友，然後二人隔空看耳鳴。要看診前，先以微信打錢過去給醫生，確認收錢後，醫生開始看診。華北醫生用手機看診，把你的症狀寫下來，然後拍一下自己的舌頭，把相片傳過去，再轉第二次的錢過去，醫生就會開出藥方，用簡訊傳過來。這位耳鳴朋友拿到藥方，自己去中草藥店，照藥方拿藥回去自己煮水藥。

拿著這個藥方去抓藥，一帖是一萬元，藥方成分是六味地黃丸，再加溫膽湯之類。說起來，六味地黃丸常被中醫用來治療耳鳴，是基本的處方。曾有耳鳴朋友反應，服用了六味地黃丸之後，耳鳴反而變大聲。本來是治病的良藥，但對某些人來說，卻是毒藥。同樣的情形，銀杏、龜鹿二仙膠也很常用於耳鳴，但仍有人吃了銀杏並沒有好，吃了龜鹿二仙膠後也不舒服。為什麼會這樣？因為每個人的基因都不一樣，造成了每個人的體質不一樣，也使得藥物反應因人而異。

耳鳴不是空氣病。

耳鳴的人，不是無病呻吟。

耳鳴是長期性的病症。如果要治療耳鳴，需要時間去觀察變化。

目前還沒有仙丹妙藥，可以一次治療就把耳鳴控制住。

耳鳴的朋友，如果一直找醫師，然後又換醫師，這樣耳鳴就變得很難治療，更別說緩解。

要治療耳鳴，一定要給醫師耐心，也要給自己耐心。

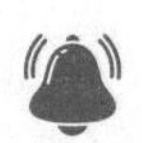

害怕的事

讓耳鳴人害怕的五件事：

一、一個耳朵耳鳴變成二個耳朵耳鳴

二、耳鳴變大聲

三、本來一種聲音，又多出第二種聲音

四、耳鳴頻率改變，特別是尖銳聲

這五件事有個共同的地方，就是害怕改變現有的耳鳴，他們本來就受苦於耳鳴，擔心耳鳴改變會更加重症狀。這又可以再引伸，多數耳鳴人不是樂觀的，而是悲觀地看待事情，他們常往壞處想，他們不會想像耳鳴變好，反而有一種預期心理，預期耳鳴會變糟。這就是「反安慰劑」效應。

安慰劑與反安慰劑

安慰劑效應是指預期會變好，所以真的也變好。

反安慰劑效應是指預期會變不好，所以真的也變不好。

只有五件事會令耳鳴人害怕嗎？不止五件，他們害怕的事情不少，因為出於反安慰劑效應，常預想不好的結果，耳鳴人會害怕坐飛機後，產生了不好的變化；耳鳴人也害怕去人多的地方。

耳鳴人害怕的事不少，平常人很難理解耳鳴人在害怕什麼。

案例95：因耳鳴而自殺

四十歲黃昏市場攤商，親大哥在五年前，因為受不了耳鳴而自殺，這讓攤商留下了很難抹平的記憶。現在換成自己也得到耳鳴了，他很怕自己會跟他親大哥一樣，走上了自殺這一途徑，於是很積極治療耳鳴，但是四處碰壁，耳鳴未見起色，就這樣拖著拖著，每日過著擔心耳鳴的生活，幾年後，耳鳴又出現了新變化，多了耳悶和頭暈，讓人害怕極了，活在恐懼之中。這次增加的變化，也給醫生更多的線索，既然有耳悶、頭暈，那有沒有聽損呢？有的。綜合這四個症狀：耳鳴、耳悶、頭暈、聽損，就高度懷疑是梅尼爾氏病。在治療之後，四個症狀皆有緩解，然後一陣子之後，四個症狀又再次出現，又治療一陣子好轉後，四個症狀又再次出現。梅尼爾氏病會反覆好轉、反覆發病。原來之前的耳鳴，可能是梅尼爾氏病的潛伏預兆嗎？

案例96：反安慰劑效應

六十歲大叔，雙耳吱吱叫，而且嚴重聽損，跟人講話只能點頭，偶而陪笑一下，就這樣假裝聽懂別人講話。這樣的日子極為痛苦，無法正常與人交流溝通，而自己的耳朵吵鬧得讓人無法入眠。舟車勞頓、遍尋群醫，還是很難有所改變，一樣聽不到，耳朵還是叫到不行，後來也不再治療了。後來參加了網路耳鳴社團，留言都說耳鳴不會好，耳鳴不用再去看醫生，看醫生沒有用。

如果相信會好，這是安慰劑效應，推測原因是大腦與生俱來的自癒能力，不用依靠外來的藥物，就讓大腦自己去復原。一些心理治療、心理諮商的效果，就是認知行為治療，調整認知後，行為就跟著改變，病症也跟著緩解。

如果相信不會好，這是反安慰劑效應，於是就只會越來越嚴重。

安慰劑效應的人，通常信任醫生，配合治療。

反安慰劑效應的人，不信任醫生，也不配合治療，經常什麼藥也沒吃，就等著讓病症更加惡化。

第七章　與耳鳴相關的其他症狀

三大症狀四小症狀

耳朵有三大症狀和四小症狀以及二個隱藏症狀。三大症狀是眩暈、聽損、耳鳴；四小症狀則是耳痛、耳悶、耳脹、耳朵癢；二個隱藏症狀是聽覺過敏和複響。

三大症狀的意思是較為常見，不過現今的醫學認知，無論是中醫或西醫，仍舊無法看清楚眩暈、聽損、耳鳴的全貌，一個比一個更神祕。四小症狀的意思是指這些比三大症狀少見，雖少見但很困擾人，經常讓人難以入睡；中耳發炎或外耳感染，就會悶、脹、痛、癢，有時是一個症狀，有時是好幾個症狀一起出現。隱藏的症狀是指大家常忽略掉的，像聽覺過敏與複響，就是病人、醫師常忽略的。

聽覺過敏就是對聲音過敏，但不是對所有聲音都過敏，常常是對某些特別的頻率或分貝才過敏，有人連小聲音都無法忍受，甚至引發頭痛、易怒。聽覺的過敏是指聽到了某些聲音，引起身體或心理的不適，例如引起耳朵痛、頭痛，或是引發心理焦慮、厭惡的感覺。最常見的例子是刮玻璃的聲音，不止耳朵受不了，連心裡也不喜歡。日常生活中的例子，還有金屬撞擊、碗盤摔落這類高頻的聲音，聽了就讓人不舒服。有人不喜歡聽到冰箱馬達聲或冷氣壓縮機的聲音，這種引起身體或心理的不舒服，就叫聽覺過敏。

複響或復響是由英文翻譯而來，也有人叫作響度重振，很難由字面上看出什麼意思。複響不是再響一次的意思，重振也不是重新振動一次的意思。複響是說小聲的聽不到，大聲的又受不了。若要精確地說，複響是一種響度的增添變化，可說是個人的主觀感受。聲音的大聲或小聲，可以由機器偵測出來到底是幾分貝，大的聲音分貝就高，小的聲音分貝就小，機器偵測出來的是客觀的數據；但是響度和分貝不一樣，響度則是指個人的感受，是主觀的感受，有人覺得聲音很吵，就是覺得響度很大；如果有人覺得不吵，就是覺得響度很小。有人去夜店狂歡，覺得聲音還好，可是也一定有人覺得聲音太大。響度是個人感受，每人對聲音的響度感受是不一樣的。因此，分貝大小或聲音大小，和響度不一定相等。

知道複響後，再回來看聽覺過敏，原來對聲音過敏的一部分原因是由於響度的容忍度改變了，聽到一些聲音就受不了，而且不同頻率的容忍度也不一樣。看起來，複響和聽覺過敏雖然不是同一件事，但又有一部分是有關連的。

除了三大四小二隱藏的症狀之外，還有講話有迴音，聽到自己心跳的聲音，二邊耳朵聽同一首歌，但感覺不同音高，這些只是耳朵的眾多症狀之一。其實我們到現在還無法把耳朵所有症狀描述完整。

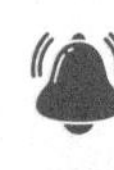

像魔鬼的眩暈

眩暈是身魔，耳鳴是心魔。身魔限制了身體，讓你不能想作什麼就能作什麼。心魔綁架了你的注意力，就算你不想要注意它也不行。

身魔和心魔哪一個比較厲害？其實都有不同的痛苦，無從比較。

眩暈，限制了身體，有分大暈、中暈、小暈、小小暈、不暈這五種不同程度。

大暈就是抱著馬桶、臉盆吐。中暈就是天旋地轉、胃悶、噁心、嘔吐、頭昏、不敢動。小暈就是頭輕腳重、頭重腳輕，身體沒有動但感覺有在晃動的感覺，飄浮、不穩，或是走路會偏一邊。小小暈就是可以行動，但始終有暈暈的感覺。

前庭神經炎會持續好幾天、從未間斷的大暈加上中暈，每一分每一秒都在大暈、中暈之中度過，時間過得非常慢，非常痛苦、痛不欲生。

突發性耳聾伴隨的暈，是一陣中暈後，偶爾加上短暫的大暈，然後是一二天的中小暈，多數的人在幾天後就不暈了。

梅尼爾氏病的暈，是反覆出現一次性地大中暈或中小暈，之後會以小暈結束，然後再等待下一次的發作。

老年性的暈，比較像是小暈或小小暈。

恐慌、焦慮的暈，多數是中暈，少有大暈。

偏頭痛的暈，偏向中暈，少有大暈，持續幾小時，之後漸好。

暈車、暈船、暈機的暈，是幾個小時的中暈再加上小暈。

耳石脫落的暈，是突然發生的，常是睡醒就發生的中大暈。

頸因性的暈，有幾次中暈再加三不五時不間斷的小暈。

血管性的暈，很少有大暈，不過臨床很難判斷眩暈是起因於血管或循環。

聽神經瘤的暈，可能大、中、小暈、小小暈都有，甚至很多是不暈的。

前述很少有疾病是大暈，頂多是中暈，因為前庭神經炎的大暈是具有代表性的指標，幾乎沒有其他疾病可以像前庭神經炎的暈。

前庭神經炎不會一天就好了，會持續幾天。這是非常痛苦的，止暈針不太有效果，能夠緩解的治療就是讓病人睡覺，利用睡覺來讓大腦忘記這個暈。

突發性耳聾的暈，會暈一至二天，暈完後，未來不太會再暈了。

梅尼爾氏病的暈，會暈幾小時到一天，不過會反覆出現。
老年性的暈，持續時間是數月或數年之久。
偏頭痛的暈，幾個小時至一天。
恐慌、焦慮的暈，持續時間不一，快一點的幾分鐘就結束了。
耳石脫落的暈，一天比一天不暈，持續時間數天至數星期，有人會殘留更久的小暈，一直沒有恢復到正常。

你看，身魔是多麼厲害。
有人眼睛看右邊，就感覺中暈來了，眼睛立刻看左邊，就正常了。
有人躺在床上，感覺是坐小船在漂。
有人走在路上，感覺身體在自由落體，也有人形容像飛上天的感覺。
有人坐在椅子上，感覺是前後搖動的海盜船，還有人是左右搖晃的搖籃。
有人吃飯中，一直感覺地震不斷。
有人開車中，感覺整台車是在走上坡。
有人坐電梯，感覺是上山下山。

身魔限制了一個人，中、大暈一旦來了，就要跑急診，開車的人特別會害怕眩暈突然發作，眩暈的人還會隨時擔心下次什麼時候會發作。惡魔纏身的眩暈會逐漸誘發了恐慌、焦慮，這樣一來，就成了複合性的病症。

案例97：人生勝利組

四十八歲人力仲介，賣肝賣命，努力工作，一家妻小都能過上好生活，自從開始眩暈後，經常請假，有時在公司眩暈發作，一發作就是好幾個小時，印象中常常被送去急診打針。次數頻繁了之後，公司建議留職停薪，好好去治病。在家期間，妻子必定陪同就診，一開始在附近的醫學中心治療，到後來就去台北看醫生，可是仍然無法根治眩暈，每隔一陣子就會發作，有時發作無法下床，大小便都要在床上解決，久而久之，妻子開始冷淡了，看在眼裡，作人力仲介的他好想死，不知道這是什麼病，為什麼暈一陣好一陣，反覆出現呢？為了對抗眩暈，他把發病的過程很詳細地記錄下來，打成文件，提供給醫生參考。一開始眩暈發作是幾個星期一次，然後逐漸縮短變成一個星期一次，又再變成四天暈一次，每次要暈之前，耳朵會有進水的感覺，聽聲音會聽不清楚，然後耳朵又隆隆叫，幾個小時後，就開始眩暈了，一暈起來，天旋地轉，得要等好幾個小時才會恢復，痛苦極了，整個人從人生勝利組跌成了

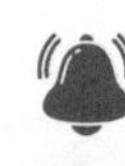

眩暈、耳鳴、聽損比較

眩暈，是身體的不舒服
耳鳴，是心情的不舒服
聽損，非身體、非心情的不舒服，也是身體、心情的不舒服

眩暈，無法和平共處
耳鳴，被和平共處
聽損，可能會和平共處

眩暈，是立即性的不舒服
耳鳴，不是立即性，而是長期、不知何時可以結束的不舒服
聽損，不是立即性，但偏向緩慢的不舒服

眩暈，一刻都無法忍受的不舒服
耳鳴，不是穩定性，而是波動性的不舒服
聽損，穩定的不舒服

眩暈，跟社交沒有關係
耳鳴，不怕社交，但可能不喜歡社交
聽損，害怕社交場合

眩暈，行動受到限制
耳鳴，行動沒有受到限制，但有時不知道在作什麼
聽損，行動沒有受到限制

眩暈，不會隨心情起伏而不舒服
耳鳴，會隨心情起伏而不舒服

聽損，有可能會因心情起伏而不舒服

眩暈，不會習慣的
耳鳴，不會習慣的，是被習慣的
聽損，可能會習慣的

眩暈，度秒如年
耳鳴，度秒如秒，度秒如日，度秒如年，無止無盡的時鐘
聽損，沒有度日如年的感覺

眩暈，不太有悲觀或不悲觀的想法，但極端的暈會有厭世的想法
耳鳴，常有悲觀的想法
聽損，偶爾有悲觀的想法

眩暈，很少哭或根本不哭

耳鳴，一定都哭過，想到就哭，鑽牛角尖的時候，就想哭

聽損，很少哭，偶爾想到才哭

眩暈，在下安靜的環境，還是不舒服

耳鳴，在下安靜的環境，可能更不舒服

聽損，在下安靜的環境，可能舒服一點

眩暈，吵鬧的環境，還是不舒服

耳鳴，吵鬧的環境，可能更不舒服

聽損，吵鬧的環境，可能更不舒服

三大症狀：眩暈、耳鳴、聽損，呈現出複雜的身與心的複合式折磨與煎熬。有些人可以適應得很好，有些人卻適應得不好。不管怎麼適應，這三個朋友一直都在，一直陪著你走，你得試著瞭解這些朋友，學習去瞭解這些朋友，只有瞭解，才能體會自己有了哪些改變。

讓你選

現在問你，如果三大症狀讓你選，你最不想得到哪個病？我的臨床經驗是很多人會選眩暈，因為眩暈是急性的不舒服，限制了行動，同時也會限制了一個人的思考。那麼耳鳴和聽損哪一個比較沒有傷害？這就難以下結論，因為要看生活受到多少影響。有人寧願耳聾，也不要耳鳴，有人寧願耳鳴，但不想要耳聾。

案例98：刺破耳朵

二十八歲客服小姐，工作就是一直接電話、講電話、打電腦，一天下來，肩膀、脖子都很痠，有時電腦看了一天，眼睛會乾澀，偶而會頭痛。晚上睡覺有時好睡，有時不好睡。某日上班，發現耳機變小聲了，而且聲音聽起來怪怪的，不像平常聽到的聲音，還有雜音，把耳機換到另一邊去聽，聲音又正常了，看醫生說是突發性耳聾，建議住院治療，但是客服小姐覺得還好，人也沒怎麼樣，就選擇只吃藥不住院。再過幾天，雜音更大聲了，不管有沒有戴耳機，一直會聽到耳朵內的雜音，並且干擾到了接聽電話，再次看醫生，還是接受住院治療，客服小姐趕快跟單位請假，找人代班。住院五天後出院，然而聽力未恢復，且雜音仍大聲，回到單位上班，還是無法專心接聽電話，聽到的電話聲總是被雜音干擾。客服小姐說，她很想把耳朵刺破，寧願一耳聽不到，也不想再聽到雜音。

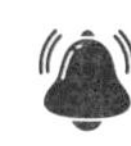

單側聽損

單側聽損就是一個耳朵不好，但另一個耳朵還好。

既然還有一個耳朵是好的，至少單側聽損還能夠聽到聲音，那還有什麼好抱怨的嗎？對，這就是單側聽損不被瞭解的地方，他們會抱怨以下幾個情形：

一、無法辨識聲音的來源。不知道別人在左邊、右邊還是在後面叫他。
二、無法辨識聲音的景深，也就是不知道聲音的遠近。
三、很多聲音聽起來都很類似。羅時豐、余天、翁立友的聲音，聽起來都有類似的感覺，難以區分是誰的聲音。
四、聽力是隨環境而變動的。安靜的地方，聽力就還好，吵雜的地方，聽力就變差。
五、有些聲音是糊掉的，不清晰，也好像有回音。

雖然許多人都知道單側聽損是無法定位聲音的，也就是不知道聲音從哪個地方來的，但是還有一個更大的困擾，就是對語音的辨識力不好。

什麼是語音的辨識力不好？就是可以聽到聲音，但卻聽不清楚在講什麼。在餐廳吃飯、在大賣場、在菜市場，只要是環境的聲音很吵時，連正常的耳朵也會變得聽不清楚聲音了。換句話說，即使有一個耳朵是正常的，但是在吵雜的環境中，就連正常的耳朵也會聽不清楚了。

還有一個情形，單側聽損的朋友坐在汽車內，要和人溝通講話時，會變得困難，因為必須把頭轉向講話的人，這樣才能聽清楚，如果不轉頭的話，語音辨識的能力就會不足。

目前，只有聽力的檢查，卻沒有吵雜環境中的辨識力檢查。所以，當大家都以為單側聽損至少還有一個耳朵是好的，卻不知這群人對聲音的辨識力會隨著環境而改變，這就是單側聽損在生活上的困擾。

單側聽損會不會有耳鳴？不一定。

案例99：中老年聽損復原

關於中老年的重聽，有機會恢復嗎？一位年近六十歲男性，聽力損失多年，開始治療時是六十分貝，之後每個月固定看醫生治療，每個月都有進步，八個月後，聽力恢復到了四十分貝。以前會覺得年紀大了，神經都退化了，看電視都得把音量轉大聲才聽得到，現在我們注意到中老年的聽力仍然還有恢復的可能性。

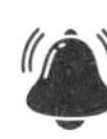

什麼是突發性耳聾？

突發性耳聾簡稱「突聾」，意思是突然之間發生耳聾或者聽力損失。醫界的定義是三天之內，發生的聽力損失，在連續的三個頻率上，有超過三十分貝的損失，那就稱作突聾。假設一位高齡老者有重聽，這種高齡的聽力損失是逐年逐月損失的，時間超過三天，這樣並不符合。

突發性耳聾是一種症狀，依據聽力檢查的結果，說出這個症狀叫突發性耳聾。要診斷是不是突發性耳聾，必須看到聽力檢查圖形。如果不是突發性耳聾的圖形，治療上會是不一樣的嗎？如果是在七天後，或十天後，或一個月後，才去找醫生做聽力檢查，這樣還能符合突發性耳聾說的三天內的定義嗎？如果聽力圖形只有二十五分貝的損失，這樣就不算突發性耳聾嗎？

如果突發性耳聾是因為神經發炎、細胞發炎、或哪裡發炎而引起的，按照道理，吃吃類固醇、打打類固醇，應該會有改善才對。如果是病毒引起的，那就換成抗病毒的藥，如果是循環不好，那就作高壓氧，再加血液循環的藥。既然有人提出許多發生的原因，或是可能的原因，那麼就地毯式地接受各種治療，突發性耳聾就一定可以獲得改善，這樣才是對的治療方式。可是現實中，多數突發性耳聾並未康復。

如果耳鼻喉科的不會看，那就換成神經內科試看看。如果西醫不行，那就換成中醫，腎開竅於耳，針灸、推拿、刮砂、拔罐。可是，看了幾位醫生，還是很多人的聽力沒有恢復。

焦慮心情

突發性耳聾和耳鳴一樣，是原因不明，它可能是很多原因共同促成的，也可能是某一種原因造成的。許多人會花時間去搜尋答案，即使你做了功課，讀了百科全書，還是無法證實突發性耳聾是怎麼發生的。這樣大費周章，更增加了焦慮感。早知如此，是不是應該把搜尋時間拿去休息、睡覺、旅行、放空，或學一學太極、八段錦、吐納、冥想，讓自己學會放鬆不要焦慮，然後把治療的事全部交給醫師呢？

耐心治療，信任醫師

突發性耳聾是經過問診、檢查，排除掉腫瘤、發炎的原因之後，一種原因不明的病症，西醫有一些可能的解釋，中醫也是，但是治療結果還是讓人不滿意，因為有太多人並未康復。那麼該怎麼辦？明明是不明原因的突發性耳聾，那到底在治療什麼？建議的策略是固定一家醫院，固定一位醫師，給你自己耐心，給醫師耐心，這是不是比起逛醫院、逛醫師要好多了呢？今日看這位醫師，藥還沒吃完，藥效都還不知道，明天就換第二位醫師，治療都還沒結束，後天就換第三位醫師，這樣換來換去反而是最沒有效果的治療。想要讓你的突發性耳聾變好，沒有好方法，最好還是信任醫師，相信他會給你最好的治療，因為就算你到紐約、倫敦、東京，那邊醫師能給你的治療也是大同小異的，畢竟外國醫師他們也是在原因不明的情形下，治療他們的美國人、英國人、日本人。

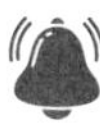

眩暈

頭暈，雖然都是一個「暈」字，但其實有好多種暈的方式，每一種暈法，都隱藏著線索，或許可以找出背後的原因。

有的暈是天旋地轉的暈，張開眼睛會更暈，無法看東西，閉著眼睛可能還比張眼好一點。這種暈比較像是內耳或前庭神經引起的。而前庭神經炎的暈，是最痛苦的暈，只有睡覺才能忘記暈。

有的暈像地震時在搖晃一樣，地板不穩，也好像船漂浮在波浪上，走路不穩。這種暈法可能很嚴重，也可能不嚴重，可能短暫，也可能暈很久。

有些暈是近似快昏過去，黑暗暝。這比較傾向是血壓方面。蹲下去站起來的暈，也是血壓方面的問題，不一定是貧血引起的。

有些暈是頭重腳輕或頭輕腳重，腳步虛浮。這種也不傾向是內耳引起的。有的暈是坐雲霄飛車般的感覺，上下搖晃，或左右搖晃的感覺，還有的暈像自由落體的感覺，這些暈法難以困難診斷，不知道是哪裡引發的眩暈，當然也就難以治療。

還有暈車、暈船、暈機的暈，既不是天旋地轉的暈，也不是地板不穩的暈，反而是噁心想嘔吐的感覺明顯強過眩暈。這種暈法是比較容易治療的。

還有一種暈，就是閉著眼睛站立，不用多久，身體就會搖晃，站立不穩，這是正常的現象，只要眼睛睜開就又平衡了，所以不算真的病態的暈。

「暈」有好幾種暈法，但通通都叫做「暈」，每一種暈的原因不盡相同，常伴隨噁心嘔吐，需要詳細分辨。有一種老年人最常有的暈，不是天旋地轉的暈，也不像地板不穩的暈，老年人自己都很難去形容怎樣的暈法。臥床太久的人，翻身或坐起來也會暈。無論是哪一種暈法，一定要記得分辨伴隨而來的其他症狀，例如頭痛或冒冷汗之類的。這樣可多提供一些線索給醫師，而不是只有一個頭暈而已。

有些暈會同時有耳鳴的症狀，比如梅尼爾氏病、一部分的突發性耳聾。有些暈不會有耳鳴，比如耳石脫落。

案例100：地震後眩暈

二十七歲書局店員，在地震發生後，開始一陣暈眩並且劇烈嘔吐，當日只能躺床，無法出門去工作。平躺在床上，閉著眼睛，保持身體不動，這樣才比較不會暈到吐，這時暈的感覺像是在海上漂浮，如果張開雙眼，就會感覺順時鐘旋轉，如果低頭，則有逆時鐘旋轉的感覺，真是度日如年。一個星期之後，比較不暈後，出門上班，可以走路、騎機車，但總還有走路漂浮感，晚上躺床睡覺，也還有盪鞦韆搖擺的感覺。

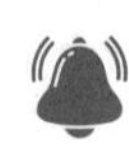

頭暈會不會是梅尼爾氏病呢？

我有頭暈、重聽、耳鳴，醫生說我是梅尼爾氏病。該怎麼辦？

先等一下，頭暈的人很多，但僅有少數人是梅尼爾氏病，梅尼爾氏病有一點被放大濫用了，其實有很多人根本不是梅尼爾氏病，它會有三個明顯症狀：頭暈、波動性重聽、耳鳴。有了這三個症狀還不一定是梅尼爾氏病，仍差臨門一腳，必須補上第四個被忽略的症狀，就是耳朵悶塞。有了這四種症狀，才能開始懷疑是不是梅尼爾氏病。

真正的梅尼爾氏病，要看這四個症狀發生的過程，它們不會同時出現，而是有

梅尼爾
耳悶
聽力
耳鳴
暈
前庭性
偏頭痛
基底動脈
偏頭痛
頭痛

先後順序的，從最先出現耳悶，然後耳鳴、重聽，經過數小時或十個鐘頭後，眩暈出現了。眩暈可持續幾十分鐘到幾十小時，熬過了最痛苦的眩暈，其他的耳鳴、重聽、耳悶也會跟著好轉。可是一些耳鳴、重聽並不一定能完全恢復。

梅尼爾氏病很難認定是否會頭痛，但傾向不會頭痛，反而另一個病，前庭性偏頭痛就會頭痛與頭暈，但不會重聽。現今認為梅尼爾氏病無法治癒，只能控制，也就是可以正常生活，但未來還會再發生。

梅尼爾氏病最讓人困擾的也最痛苦的症狀是頭暈。這是會旋轉的暈，而不是地板不穩的暈，也不是頭輕腳重的暈。許多人因這種反覆發作的眩暈，而開始懷疑人生，然後轉為焦慮或憂鬱。

耳鳴新大陸

這個名詞是我在二〇一四年開始形成的輪廓，直到二〇一七年，在香港為耳鳴朋友演講時才正式提出的。意思是耳鳴不是一個封閉的小島，它不是一個獨一無二的病症，而是一個非常廣大的新大陸，它與很多病症是相關的。

耳鳴新大陸的想法是當在治療耳鳴的同時，發現病人同時會存在許多症狀，有人是頭暈、頭痛、肩頸背腰的痠痛、也有巴金森氏病、失眠、焦慮、憂鬱等等。這樣一來，耳鳴不止是耳鳴而已，反而是一個涵蓋了許多症狀的綜合病、複合病。時常聽到治療後，耳鳴病人主動提到「不是耳鳴」的症狀。

病人會說：「膝蓋痛好了。」「頭痛改善了。」「好睡多了。」「胃酸逆流好了。」甚至有失智的人，也又可以開口和兒子女兒講話了。男性病人會說性功能變好了。

耳鳴，不是單獨、封閉的一個小島，而是超出想像範圍的一片大陸。耳鳴新大陸讓耳鳴和其他病症建立了關連。

案例101：胃食道逆流

剛開始治療時，口罩大哥每週搭車從高雄來台中治療耳鳴，見了我總是坐立不安、講話呑呑吐吐、結結巴巴，經過幾次治療後，失眠、耳鳴已獲改善，回診時間從每週一次，逐漸拉長到一個月回診一次，同時也可以安安靜靜地坐在診間外候診，和我交談都是自然的語氣了。最近回診，不知講話講到哪裡，口罩大哥神來一筆，突然提到治療耳鳴後，他的胃食道逆流都改善了，可是不知怎樣，這幾天胃悶、胃酸又復發，然後失眠、耳鳴也跟著發作了。口罩大哥在不知不覺當中，已將胃悶、胃酸和耳鳴、失眠產生了關聯。接著，口罩大哥提到以前胃悶、胃食道逆流時，在高雄的醫院、胃腸科診所就醫，胃鏡、藥物並無改善，看到後來，連醫生都說沒有問題，還生氣地趕人，叫口罩大哥去看身心科，不要再來看胃腸科了，弄得大家不歡而散。口罩大哥向我抱怨，就是因為胃不舒服才去看胃腸科醫生，卻被胃腸科醫生趕出來。

後來，口罩大哥來治療耳鳴，治療期間並沒有告訴我胃食道逆流，他以為我只是在治療他耳鳴而已，但卻意外地讓他多年來的胃食道逆流獲得改善，而且還發現胃腸消化好的時候，耳鳴就會消失，胃腸消化不好時，耳鳴就大聲。發生在口罩大哥身上的現象，正是胃腸健康，人就會健康；胃腸不健康，人就會不健康。

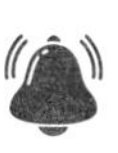

耳石脫落

醫學課本說最常見的眩暈是良性陣發性姿勢性眩暈（注意是會旋轉的眩暈），共十個字，好長的病名，這幾乎可說是耳鼻喉科考試的必考題。醫師執照的考古題庫中，也有這一題，問你什麼眩暈是最常見的。

這十個字又長又不好記的病名，其實就是耳熟能詳的耳石脫落症，也有人說這是內耳不平衡。良性陣發性姿勢性眩暈或是耳石脫落症具有這幾個特色：

一、第一天最暈，然後一天比一天不暈。
二、會天旋地轉的暈，可能會暈到吐。
三、身體動作太大，就會暈。所有的動作都要慢，站起來要慢，躺下去要慢，轉身也要慢。
四、只要頭、身體保持不動，就可以比較不暈。
五、從開始暈，然後身體保持不動，再到不暈，這之間只要幾秒至幾十秒。
六、不會耳悶、畏光、畏聲、頭痛，也不會耳鳴，全身就只有單獨一個暈這個症狀。

如果是有頭痛、耳鳴、耳悶，那就不像是良性陣發性姿勢性眩暈。

如果保持不動，還一直暈，那也不像良性陣發性姿勢性眩暈。

如果是漂浮的、不平衡的暈，而不是旋轉的暈，那也不像良性陣發性姿勢性眩暈。要診斷眩暈，最重要的，儀器檢查並非在第一位，而是要去看看是怎麼的暈法。

耳石脫落這個病，不會耳鳴，如果有耳鳴，那就不是耳石脫落。

梅尼爾氏病的特徵

梅尼爾氏病就是耳悶、頭暈、耳鳴、聽力變動的綜合體，不能一看到暈，就叫作梅尼爾氏病，它有發生的過程及恢復的過程。梅尼爾氏病其實是極端少見，不過卻已被浮濫地使用。茲舉門診一例來說明梅尼爾氏病，發病過程如下：

一、先出現耳悶，有人是進水的感覺，有人是像手指塞進去的感覺。
二、聽力下降，開始聽不清楚。
三、耳鳴大聲。
四、耳悶時，自己講話有回音，聽別人講話則無回音。
五、當聽力開始恢復時，耳悶不會再悶，頭暈卻開始登場了。
六、聽力回到正常時，頭暈也好了。
七、耳鳴還在，但不是很大聲。

全部過程大約幾十小時至幾天，之後就是間隔一段歲月安好的時光，然後又再無預期地發作。梅尼爾氏病被浮濫使用，是因為大家一看到暈，就說是梅尼爾氏病，其實還要綜合耳鳴、耳悶、聽損這些症狀，才能夠懷疑是梅尼爾氏病。

案例102：耳朵進水

四十三歲農漁養殖業主，突發性耳聾合併突發性耳鳴，一直相安無事，然而多年後，出現人生之中，首次大暈，暈到嘔吐，幾個小時後就恢復正常了，但耳聾和耳鳴依舊存在。又過了幾天，騎車上街，突然又大暈，為了怕出意外，趕快煞車，然後倒在路邊，所幸沒事。幾次大暈的發作，他意識到每次眩暈發作前，耳朵總有進水悶悶的感覺，此時耳鳴會惡化，聽力也不好。後來眩暈發作，耳鳴會反轉成為小聲，那時就表示眩暈快停了。

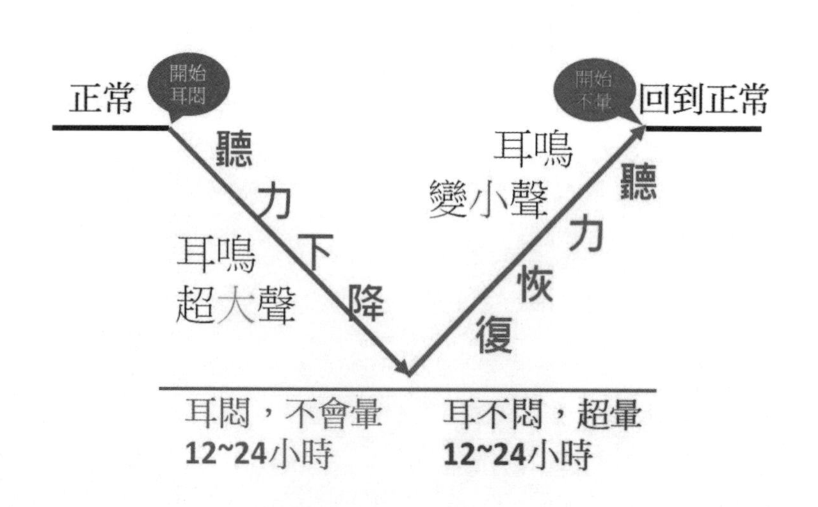

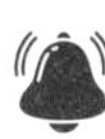

聽覺過敏

什麼是聽覺過敏？它是指耳朵對聲音過敏，這種過敏不是說皮膚癢、起紅疹的意思，而是耳朵聽到聲音卻產生了過度反應。這種過度反應是令人不適、不舒服的。有人是耳朵痛，有人則是心理產生了厭惡。耳朵對聲音變得過度敏感了。

正常人也會有聽覺過敏，例如以指甲刮黑板，用金屬刮玻璃，連正常人對這種聲音都會產生恐懼、想要遠離的感覺，也會起雞皮疙瘩、頭皮發麻、皺眉、聳肩摀耳的反應。所以聽覺過敏產生的不適，不只限定在心理反應，也可能在生理上也有不適感。聽覺過敏也不一定要大聲才會讓耳朵不舒服，某些特殊的頻率，就像刮玻璃的聲音，只要小小的聲音，就足以讓人不舒服。

聽覺過敏雖以單側居多，但也有雙側的，常有的反應是怕吵、怕大聲。去餐廳吃飯時，要找特別的位置、方位坐，也很怕碗盤、湯匙、刀叉敲擊碰撞的聲音。有人在開車時，無法忍受風切聲、輪胎聲，必須把車窗都關上，才能舒服一些。

有人聽到了大聲或特別的聲音，耳朵會痛，有的是耳內有回音，有的是耳朵麻麻、刺刺、冰冰、熱熱的異樣感覺，也有人說感覺耳膜震動。從產生了聽覺過敏到平復，可能從幾秒鐘到幾小時，極少數人必須數天後，聽覺過敏才算好一點。

有二種互為相反的特殊型聽覺過敏，一種是在密閉小房間之內，聽覺才會特別敏感；另一種則是在大賣場這種較寬廣的空間，才會有聽覺過敏。和耳鳴相比，聽覺過敏更令人難受，因為對聲音有心理及身體上的雙重不適，無法像以往正常地聽聲音。聽覺過敏甚至可說是耳朵的大小症狀中，最少被關注的，也因此其成因與治療缺乏足夠的研究。

案例103：摸塑膠袋

三十歲司法檢調人員，放假期間與家人出遊、看電影，返家後突發性耳聾，聲音像是破掉的喇叭，還合併聽覺過敏，尖銳的沙沙聲讓人受不了，摸塑膠袋的聲音、抽衛生紙的聲音，都讓耳朵很不舒服。現在他使用衛生紙得要小心拿，動作很慢、很慢地抽出衛生紙，盡量不要發出聲音。

第八章　問與答

可以戴耳機嗎？

戴耳機聽音樂，總是讓人擔憂會影響聽力，或者加重耳鳴。這裡隱藏著二個要回答的問題，第一個問題是聽力下降是否加重耳鳴？第二個問題是戴耳機真的會損傷聽力嗎？

聽力與耳鳴

聽力好不好，可能與耳鳴有關，但也可以說沒有關係。有許多耳鳴的人去作聽力檢查，結果顯示聽力正常，可是耳鳴卻是吱吱叫。也有許多人聽力受損，或是突發性耳聾，但是沒有耳鳴。如此看來，聽力與耳鳴沒有必然的關係，然而確實有人，聽力惡化時，耳鳴也會加重。

戴耳機會傷害聽力嗎？

耳道式或耳塞式的耳機，與耳罩式耳機相比較，哪一個比較不傷耳朵？如果和桌上型開放式喇叭相比較呢？

凡是神經受了傷害，要回復到原本的狀態，有時極為困難。當年齡增長，我們日常所接觸到的各式各樣聲音傷害，也會逐漸累積到耳朵神經，於是很自然地衰退。即使沒有噪音傷害，耳朵的聽力也會隨著年紀而逐年衰退。

配戴耳機聽音樂，如果是耳道式的耳機，則功率小，只適合放在耳道內，如果是耳罩式，則功率大一些。如果是桌上型喇叭或是家庭影音設備，那麼喇叭的單體功率更大，就不適合放在耳朵附近了。

聽聲音，是將能量從喇叭單體透過空氣，傳導到耳膜，耳膜受到振動後，又將振動的能量再繼續傳至內耳，內耳的神經則將聲音的能量，以電力形式將訊號傳至大腦。如果是耳道式的耳機，因功率小，只能很貼近耳膜，如果是桌上型喇叭，當然不宜貼近耳膜。小功率的能量小，聽到的聲音就小，傷害也會比較小；大功率的能量大，聽到的聲音就大，傷害也會大。只要傳到耳膜的功率是一樣的，則耳道式耳機、耳罩式耳機、桌上型喇叭這三種裝置對耳朵來說，作用是一樣，傷害也是一樣。

然而配戴耳機有個不能忽略的功能，就是隔絕周遭的噪音。我們戴上耳塞式耳機，利用耳機上的矽膠耳塞，把耳道塞緊，盡可能減少噪音鑽進耳朵；耳罩也是用力壓緊耳朵，而且夾得越緊，越能隔絕噪音；桌上型的喇叭則沒有隔絕噪音的功能。當噪音大時，耳機、喇叭需要切換更大聲，才能聽清楚聲音，當噪音被隔絕時，耳機、喇叭則能切換到較小的音量。噪音會決定你要切換多大或多小的音量，而音量的大小又與聽力傷害有關。

耳道式耳機的優點是輕巧方便，但耳道塞久了會不舒服；耳罩式耳機則相對笨重，比較不適合外出運動。桌上型喇叭或家庭影音組合則是依據環境而調整。如果長期配戴是否會傷害耳朵？可參考的答案是要看噪音的干擾、喇叭的功率、配戴的時間。噪音干擾越大，相對地耳機就越大聲；耳機越大聲，則耳朵傷害就比較大。而配戴的選擇，仍多以舒適度加噪音隔絕功能為主要的考量。

案例104：泡夜店

四十三歲富二代，不用工作，茶來伸手，飯來張口，退伍之後，就喜歡往夜店跑。有錢少爺總愛當大爺，三天兩頭就呼朋引伴泡在夜店。雖然爸媽限制了信用卡消費額度，但富二代不知父母的辛苦，照樣揮金如土，幾年之後，一耳出現耳鳴後，去做檢查，醫生告知雙耳聽力下降了，建議不要曝露在噪音環境，也不要喝酒。然而就算不再去夜店，耳鳴還是依舊，雙耳聽損已經回不去了。

案例105：郵差按電鈴

六十歲富太太，成長於書香世家，自幼即喜歡聽古典音樂，二十年前是耳機重度使用者，先生外出工作，經常富太太一人在家，閒閒無事，戴上耳機聽音樂，常常一聽就是一整天，直至有天傭人外去買菜，郵差按電鈴，按了半天都沒人應答，那時才驚覺四十多歲，耳朵已經像是老年人。去作聽力檢查，顯示聽力下降至五十分貝，在高頻地方又下降得更多。醫師懷疑是長期耳機重度使用所造成的。

耳鳴會遺傳嗎？

耳鳴有沒有家族遺傳？一般認為是不會遺傳，理由是耳鳴至今仍是原因不明，也無法確認是不是基因的問題，有趣的是有國外研究雙胞胎的耳鳴，如果二位雙胞胎都有耳鳴，那就傾向是基因出了問題，而非後天造成的，因為後天的條件要同時造成二位雙胞胎都產生耳鳴的機率應該是不高的。

所以，如果媽媽有耳鳴，而女兒也有耳鳴，我們還是會認為遺傳的機率並不高，反而是女兒有其他原因才導致耳鳴。先不考慮是否遺傳，我在門診中記錄到二個家族，一個是三姊妹檔，一個是二兄弟檔。三姊妹與二兄弟分別在不同時間至門診診療。

案例106：姊妹檔

三姊妹共同有半邊的耳鳴、痠痛，從頭頂、到腦後、延伸到脖子，再到肩膀。三人有同樣的位置，同樣的症狀。三姊妹各自婚嫁，散居在北中南，大姊先發病，之後老二發病，最後小妹發病。她們三人嫁到在不同地區、在不同的時間點，卻不約而同發生同樣的病症在同樣的部位。

案例107：兄弟檔

二兄弟檔更是明顯專一，弟弟先發病，集中在左邊耳後那塊肌肉會不舒服，不久，哥哥也發病，一模一樣的位置，也是左耳後面那塊肌肉不舒服，耳鳴叫聲也集中在那塊肌肉。

這種三姊妹檔、二兄弟檔的症狀，是否純屬巧合？還是有家族傾向呢？現在無法回答。

正常人也有耳鳴嗎？

有的，這種耳鳴叫作生理性耳鳴。生理性的字面意思是指自然的身體狀態，所以生理性耳鳴說的就是身體自然的、原本就有的耳鳴，就像是生理時鐘一樣，它是身體內部原本就存在的時鐘。相對於生理性耳鳴的，就是病理性耳鳴，意思是某些疾病引起的、不是自然的耳鳴。我們平常說的耳鳴，就是在說病理性耳鳴，可是令人沮喪的，多數的耳鳴找不出什麼病理。還有一種耳鳴叫神經性耳鳴，字面上的意思可能會誤導大家，以為是神經問題才造成的耳鳴，但是一樣又回到原點，沒有人可以回答是哪個神經造成耳鳴，所以到後來，我們連神經性耳鳴也不說了，就叫耳鳴而已。這許許多多找不出原因的耳鳴，醫學上稱作原發性耳鳴。雖然耳鳴至今仍然原因不明，不過眾人還是不斷地努力，希望找到耳鳴的解答，每個月每一天都有新的耳鳴研究刊登在國際學術期刊。

正常人有耳鳴，叫作生理性耳鳴，當然還有一部分的人，連生理性耳鳴都沒有。在一般的日常生活裡，正常人是聽不到生理性耳鳴的，走路、吃飯、講話都不會聽到，就算晚上很安靜的情況下，正常人也不一定聽得到耳鳴聲，可是聽不到，不代表沒有耳鳴，只是很小聲聽不到，或你沒去注意這個耳鳴聲音而已。那麼，要怎麼樣才能聽得到這個生理性耳鳴呢？就是把干擾聲音拿掉，不要有任何環境的聲音，例如進入極安靜的地方，特別是密閉的空間，再把空調關掉，這時往往可以聽到自己的耳鳴聲。另一種方式是直接把耳朵摀住，或用手指將耳道塞住，也可以聽到耳鳴，這就是生理性耳鳴，它是身體本來就存在的耳鳴。它的聲音，在兩邊耳朵聽來，不一定會是相同的，有時一邊耳朵較高音，另一邊耳朵較低音。

正常人的生理性耳鳴，是身體原本就有的耳鳴。正常人只是沒去聽或沒有注意聽而已。當你問一位正常人有沒有耳鳴時，他會回答你，「沒有」。其實，他說對了，但也說錯了。說對了，是指他真的沒聽到耳鳴，說錯了，是說有生理性耳鳴存在，只是這種耳鳴算是可以忽略的，完全不會影響到生活。一位正常人不會在沒事的情形下，故意去聽耳鳴的聲音，也不會被這種若有似無的耳鳴聲，搞到精神耗竭、無法工作。所以，正常人之所以正常，並非耳鳴存在或不存在，而是他們的注意力並不在耳鳴上，他們完全忽略了耳鳴的存在，生理性耳鳴對正常人完全沒有問題。

那麼，耳鳴的人為何無法像正常人一樣忽略耳鳴呢？是叫得太大聲嗎？還是因為一直叫，叫到讓人很煩？

耳鳴的等級

目前，用來評估耳鳴嚴重程度有許多方式，但是耳鳴嚴不嚴重，只有耳鳴的當事人自己才知道，所以這些評估方式比較像是在做問卷調查，就是問你耳鳴怎樣，然後請你回答覺得怎樣。例如問你耳鳴有沒有讓你無法專心、沮喪、低落、混亂、焦慮、失眠等等一、二十個問題。有的題目多，有的題目少，這類問卷的題目內容都是差不多的，很多問題與情緒有關。

還有一種區分耳鳴嚴重等級的評估，比較簡單：

（0）沒有耳鳴

（1）偶爾有耳鳴

（2）安靜下可聽到

（3）吵雜中可聽到

（4）耳鳴讓你失眠

（5）耳鳴讓你無法專心

（6）耳鳴讓你有了自殺念頭。

從0到6總共七個等級，在前幾個等級是沒有聲、偶爾有聲、安靜下才可聽到，這三個等級就像是生理性耳鳴一樣。接下來的第三級問你在吵雜環境中，是否聽得到耳鳴。最後三個等級，則是問耳鳴會不會讓你失眠、無法專心、有了自殺念頭。這後面這三個等級都已是干擾生活，進而產生負面的情緒。其實耳鳴的嚴重程度也就只有三種而已：生理性耳鳴、是否聽得到在吵雜環境下的耳鳴、干擾生活的耳鳴。

如果小聲的耳鳴，吵得讓你煩燥無法睡覺，就像夜間有一隻蚊子，在耳朵旁邊嗡嗡叫，用手揮都揮不走，那就有生活上的干擾了，接著就容易失眠；如果你可以無視大聲耳鳴的存在，繼續作你的事，睡你的覺，那表示耳鳴的大小聲，並未干擾到生活，當然也就不太有情緒困擾。換言之，耳鳴嚴不嚴重，並不是以耳鳴大小聲決定，反而是以干擾生活、負面情緒反應來決定。所以，耳鳴讓人難受，並非表面上的耳鳴聲音而已，其實令人難受的反而是打亂生活、中斷思考、鑽牛角尖的情緒，這才是把人逼瘋、讓人想撞牆、搞成行屍走肉、吃安眠藥仍無法入眠的耳鳴。難受痛苦的耳鳴，讓人一直想著耳朵，想到恐慌、焦慮，有人想過要一了百了，這不就是糟透的情緒嗎？

你覺得你有嚴重的耳鳴，失眠、想去撞牆、焦慮、恐慌，這其實是情緒出了問題。一個有五十年耳鳴的人會說耳鳴叫得好大聲，但是已經習慣了，可以睡覺，不受影響。耳鳴叫它的，我睡我的。不一定聲音叫得很大聲才算是嚴重的耳鳴，也不是叫得很小聲就算輕微的耳鳴，而是應該說耳鳴會不會帶來困擾、焦慮、失眠等問題。

因此，真正可以把一個人逼瘋，搞成行屍走肉的，並不是耳鳴的聲音，而是你的負面想法，而這些全是來自於把注意力集中在耳鳴上，離不開耳鳴了。你的高興、悲傷全由耳鳴決定。我們搭飛機從台灣出發到美國、到歐洲，這一趟飛機要十個小時以上，在飛機艙內所聽到的噪音是很大聲的，在此環境之下，卻沒聽過有人因為飛機上的大聲噪音而崩潰，也沒看過有人因為機艙大聲而抓狂。顯然，令人焦慮、難過、害怕、驚慌、錯亂、想哭、易怒、低落、沮喪的，並不是聲音的大小聲，而是你的注意力被耳鳴吸引了，離不開耳鳴了，你被耳鳴制約了。

強迫性的注意力

飽受耳鳴凌虐的人，有幾個常見的行為，其中強迫性的注意力，幾乎人人都有。每天起床的第一件事是去注意耳鳴還在不在，是不是大聲。平常只要有空檔，注意力就被耳鳴拉過去，吃飯、走路、講話、睡覺，不管什麼事，只要心思空下來，就會去注意耳鳴在不在，大不大聲。明明沒有強迫症，卻有強迫性的注意，把注意力集中在耳鳴上。耳鳴是一種全新的病症，它無法被歸類，因為在身體上找不到問題，但心理上卻有類似強迫症的傾向，無時無刻，只要有空檔，就去注意這個耳鳴聲，不管它是大聲或小聲。有高血壓的人，每天都高血壓，但高血壓不會讓人有強迫性去注意血壓。一位耳聾的人，也不會強迫性地一直想著耳聾；一位眼盲的人，不會一直想著眼盲。只有耳鳴，它可以吸引你的注意力，把你的靈魂從身體抽離，讓你的身體成為空殼，把你弄成行屍走肉。

一個正常人，雖然有生理性耳鳴，但他從不去注意耳鳴，也就等於他不知道有耳鳴這件事。一個有耳鳴的人，雖然早上起床時的耳鳴較小聲，就算不存在了，他還是強迫性地注意耳鳴到底在不在、大不大聲、或是變小聲了沒。我們所說的耳鳴之苦，主要不是來自於聲音，而是來自於心理上的焦慮、恐慌等負面情緒。這些擺脫不了的耳鳴之苦，就像影子一樣，一直跟著你，不是甩不掉，而是來自於強迫性的注意力。這些強迫性的注意力到底怎麼來的？是你學習來的。沒有人天生就會去注意耳鳴，但有了耳鳴後，就開始去注意，隨時都在注意，彷彿學會了一種新技能，這個技能隨時都在提醒你自己去注意耳鳴這件事，就算耳鳴變小了，你的注意力還是回不來，因為你已被耳鳴制約了，你已經習慣了這些注意力了。

有一百個人去治療耳鳴，這一百個人都會問耳鳴會不會好，可是這一百個人卻從不去問焦慮會不會好，也不問失眠會不會好，更不問恐慌會不會好。大家把重點全部放在耳鳴上了，反而忽略了被制約的、強迫性的注意力，而這個注意力就是內心之虎。原來，耳鳴的嚴重程與大聲小聲無關，而是與內心之虎有關。馴服了內心之虎，就是和平共處之日，此時的耳鳴也如同生理性耳鳴一樣了。

把注意力放在耳朵之上，就是放任內心之虎，這樣做是毫無幫助的。那要如何馴服內心之虎，管好注意力呢？請回想一下，大家在問耳鳴會不會好？這種問法是錯的，而是應該要問說，我要怎麼做，耳鳴才會好？至少，有三個重點要先做到，耳鳴才有可能會好，那就是別熬夜，放空壓力，保護耳朵，其中最重要的是睡好覺。如果我今天熬夜、壓力積累、不愛護耳朵之後，顯然可以預期的，耳鳴只會更大聲，再來也可以預期的，就是你的注意力只會更加專注在耳鳴之上，這不就是放任了內心之虎出來傷人嗎？所以要馴服內心之虎，管好注意力，還要睡好覺、勿熬夜，壓力緩解，保護好耳朵，減少暴露在噪音的環境中。

耳鳴一直都在，它像影子一樣，沒有消失，但耳鳴不是要擊倒你，耳鳴是要提醒你不要熬夜，盡量緩解壓力，而且耳鳴也提醒你不要去吵鬧的地方。耳鳴不會傷人，內心之虎才會傷人。

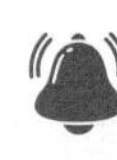

噪音的顏色

電是一種能量，熱是一種能量，光也是一種能量，聲音也是。光又可分為可以看見的光和不可以看見的光。

彩虹就是眼睛可以看到顏色的光，而且還能看到紅、橙、黃、綠、藍、靛、紫這些顏色排列，按照光的頻率從低排到高，紅光的頻率比較低，紫色的頻率比較高。所以，不同頻率的光線就呈現不同顏色。原來，我們的眼睛可以區分光線的頻率。低頻率的就是紅色，高頻率的就是藍色或紫色。

同理，我們耳朵也可以區分不同頻率的聲音。低頻的聲亮就是低沉、隆隆的馬達聲音，低中頻則像是嘩啦啦的流水聲，海浪的聲音也算是中低頻，高頻的聲音就是鈴鈴、嘰嘰的電流聲，或嘶嘶的瓦斯漏氣的聲音，大雨滂沱的聲音算是有一點高頻。既然不同頻率的光有不同顏色，那麼我們就可以給予聲音某些顏色。

白噪音

所謂白噪音就是平均的聲音，沒有哪個聲音是突出的，也就是各種聲音都有，有高音、中音、低音，這許多種聲音混合在一起，沒有任何一個聲音是突出的，這樣的混合聲音，就稱作白噪音。

紅噪音

在白噪音當中，如果低頻的聲音特別突顯的，而高頻的聲音不明顯，這時就叫紅噪音。聽起來的感覺，很像白噪音，但頻率是低沉的。

粉紅噪音

介於紅噪音與白噪音之間，也就是在白噪音之中，中低頻的聲音比較突顯。聽起來還是很像白噪音，但是頻率要低沉了一點。

藍噪音

和紅噪音完全相反，就是在白噪音之中，把高頻聲音變大聲，把低頻的聲音變小聲。

不管是白噪音、紅噪音、粉紅噪音、藍噪音，不同顏色的噪音，聽起來都像是白噪音，但白噪音當中，如果低頻的聲音較突顯，則顏色就從白色變成粉紅色。如果高頻的聲音比低頻的聲音還要明顯，則是藍噪音。本來聲音是沒有顏色的，但科學家賦予聲音顏色，低頻就是紅色，高頻就是藍色。只是沒想到現今廠商開發出許多商品，主打白噪音、粉紅噪音等等，反令消費者迷惘，不知怎麼選擇。

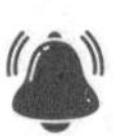

噪音如何影響行為？

一、研究指出在好心情的狀態下，人們比較可能助人，而噪音卻是導致壞心情。

二、注意力。某些環境下，噪音降低了注意力，但也有某些情形是可增進注意力的。

三、攻擊性。有人在生氣時，噪音會增加攻擊性。

四、表現。取決於工作的性質、噪音強度、耐壓力與個人性格。

這個題目是三十年前，我在美國研習環境心理學時，教授出的作業，問噪音如何影響行為。在那時候，還沒有網路，只能去圖書館找資料。現今根據網路可以找到的資料，可以回答出更多種的影響了。噪音所影響的還有血壓，更能影響免疫力，讓情緒變差。此中卻有一項反應令人玩味，就是某些情況反而能增進注意力，這與一般大眾認知不同。這種情況說的是白噪音。

將聲音平均掉了

在白噪音的環境中，有些人的注意力是提高的。那什麼是白噪音？許多解釋都帶有學術性，我們簡單地說，就是各種聲音都有，有低頻的聲音，有中頻的聲音，也有高頻的聲音。把各種聲音集合在一起，就是白噪音。如果有越多種聲音混合一起，就更能平均所有的聲音了。

很奇怪，將各種噪音混合一起，不是越吵鬧嗎？怎麼會越平均呢？沒有錯，各種噪音混合在一起，在儀器的測量上確實是越吵鬧，但在人耳聽起來，反而是越平均，沒有哪一種聲音是突顯的，關鍵就在注意力。

當我們在密閉空間中，只要有一點聲響，哪怕是電風扇、冷氣壓縮機、冰箱馬達的聲音，都會讓我們的注意力警覺這是噪音。可是如果有更多種的噪音時，那麼電風扇的聲音就被平均掉了，冰箱、冷氣的聲音也被平均掉了，我們的注意力反而就不在這些聲音上了。

學生們常在速食餐廳、麥當勞看書，在我們的認知中，會覺得便利商店、咖啡廳、麥當勞的環境是吵鬧的，不適合讀書，要讀書應該在家裡房間，因為家裡比較安靜，可以專心。但是有人會說在家讀書反而讀不下去，到麥當勞才讀得下去。原來，安靜的環境中，只要有一些聲響，就可能把注意力拉走，即使這些聲響遠比麥當勞的聲音還要小聲。而在吵雜的環境中，很多聲響都被平均掉了，即使旁邊有人講話，也不太會干擾讀書。

其實噪音確確實實是吵人的，影響到人們的是注意力。當你的注意力放在噪音上時，注意力就被噪音拉走了，可是當各種聲音都被平均掉，變得不突顯時，你的注意力又回來了。結論是，並不是白噪音讓我們專心，而是對某些人來說，注意力比較不會被干擾。

案例108：開著電視睡覺

七十歲謝叔叔在二十多年前，遠走他鄉，去到福建的偏遠海鄉開墾養殖漁場。每天開卡車，倒石頭，開闢堤岸，日以繼夜，夜以繼日。雖然海浪一波波、颱風一次次地摧毀建設，然而謝叔叔還是日復一日，一車一車地往大海倒入石頭，終於把原本遼闊的大海，圈海屯堤，闢建為養殖漁場。其間投入資金、時間、勞力，不計其數。謝叔叔孤身一人在偏遠海鄉，白天過著辛苦、困難的生活，晚上又隨時擔心堤岸被沖毀，這樣的結果，不難預測，就是失眠。後來謝叔叔找到了他自己的解決方法，就是開著電視睡覺，而且電視不能靜音。

我們經常聽到失眠的人會抱怨只要有一點點聲音，就會睡不著，可是卻還有另一種失眠的人，反而須要有聲音的刺激，才能睡得著。同樣的情形，我們也可以看到有人要聽音樂才讀得下書，有人卻要在安靜的環境下，才讀得下書。

原來，有人不需要外來的刺激，以免轉移內在的注意力。有人卻需要外在的刺激，去遮閉內在的雜訊，這樣就可以讓注意力單純化。

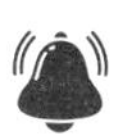

維生素

很多人都認為維生素 B 群是用來保養神經的，十個耳鳴人，至少有八個人吃過維生素 B 群，而且一吃都吃好幾個月。

問：醫生，我每天都吃維生素Ｂ群，吃很久了，吃這個有用嗎？

答：許多人也都在吃，吃了也不會怎麼樣，但你得問自己，吃了維生素後，有變得比較健康嗎？

其實維生素只有在某些人中才是真正有需要的，例如胃腸手術的人，他們吸收營養的能力可能比一般人還差一點。一般的飲食中，本來就含有多種營養了。一些精製調配的健康食品，其實都比不上一碗有菜、有蛋、有肉、有魚的飯。在飯、菜、肉、湯中，已含有豐富的維生素與礦物質了，好好吃一碗飯，更勝一顆維生素。

常有耳鳴的朋友說吃Ｂ群吃一年多了，問我有沒有效，其實答案就在耳鳴的人身上，因為多數耳鳴的人吃過Ｂ群，卻極少見到有改善。也有因耳鳴而失眠的人，吃了芝麻明Ｅ，照樣失眠。

有人花六萬元買藝人代言的保健食品，還有人拿蜆精、蝦紅素來門診問我是否有助於性功能。不管健康食品是否有助於病情，有一個不變的原則，就是健康食品、保健食品是以保養為目的，它們不是藥品，健康食品無法替代藥品。真的要治療，還是要去看醫生。

案例109：洗腎

四十九歲健康食品通路商，自家就在賣各種健康食品，所以自己也吃了很多健康食品，舉凡紅麴、魚油、海藻、冬蟲夏草等等，不一而足，只要有小綠人標章的都吃，過年後，開始喘又咳，來診所尋求治療，肺部聽診有溼的囉音，也就是肺部有水泡的聲音，肺部積水了，這是身上的水太多了，無法由腎臟排出去，無法排出的水就積在肺部，致使呼吸困難，因地心引力的關係，一些水分也會積在下肢，造成下肢水腫。這位通路商去醫院複診，最終還是得面臨到最糟糕的情形，就是腎功能低下，要洗腎了。健康食品不是越吃越健康，通路商吃了很多健康食品，不禁讓人懷疑通路商是不是吃了太多健康食品，反而造成腎功能低下呢？

第九章　真實的門診

多樣化的治療

目前所知的耳鳴治療方法，綜合了大醫院、小診所、民俗療法、替代療法，至少有十種以上的治療方法。

口服藥物

口服藥物很多，治療時，組合各種藥物，來達到治療目的。

1. 維生素B群。服用的原因是保養神經。
2. 銀杏。促進血液循環。
3. 鎮鎮劑。也就是抗焦慮藥。耳鳴讓人心慌害怕，服用鎮靜劑可以平靜一些。
4. 安眠藥。多數耳鳴是源自於長期睡不好、失眠，而且一旦有了耳鳴，睡眠更加惡化。服用安眠藥就是要改善睡眠。殊不知安眠藥的效果只是一時的，並不能治好失眠。
5. 礦物質。人體需要許多礦物質，而礦物質扮演的角色，常常不是主角，反而是配角，比如抗氧化的穀胱甘肽就需要硒的輔助，如果少了硒，則抗氧化能力會弱了些。鋅、鎂也常被拿來治療耳鳴。

6. 末稍血液循環。末端的血管是最細最小的，當然氧氣、營養的循環就受到血流影響。

7. 肌肉鬆弛劑。肌肉鬆弛劑有助於緩解肌肉的疼痛。頸因性的耳鳴或腦鳴，可以考慮服用肌肉鬆弛劑，但是腎功能不好的人則應避免。

8. 抗鬱劑或血清素回收抑制劑。如果把耳鳴當作是一種自律神經失調，此時就會使用抗鬱劑。這類藥物像是兩面刀，有作用極好的部分，也有副作用極大的部分。需要配合醫師，找出最適合的藥物，找到最適合的劑量。

9. 類固醇。不用多說，類固醇是個萬用的藥物。我們要利用類固醇的優點，然後避開類固醇的副作用，所以類固醇只可以短期使用，甚至是短期大劑量使用，都還算安全，但是長期服用，則不建議。

10. 抗癲癇藥。較常拿來治療耳鳴的是妥泰及利福全，這些藥物要從小劑量開始嘗試。臨床上，有部分的耳鳴患者服用這類藥物，即能康復。

11. 利尿劑。使用利尿劑的時機，是認為內耳水腫或積水，可以利用水分排出，降低水腫。

12. 抗病毒藥。有人認為突發性耳聾是由病毒引發，所以使用抗病毒藥物。而耳鳴亦可伴隨突發性耳聾，於是耳鳴的治療藥物就有了抗病毒這類藥物。

13. 抗組織胺。耳咽管連接耳朵及鼻子，開口在鼻子這一端，另一開口則在中耳。有一主張，認為耳咽管腫大阻塞了，造成中耳問題，而中耳問題又引發耳鳴，於是以抗組織胺來緩解鼻子的過敏；鼻子減少了過敏，耳咽管自然消腫而變得通暢，進而緩解了中耳問題，耳鳴獲得改善。另有一法，以手術方式，撐大耳咽管，保持耳咽管通暢，目的也是要緩解中耳問題。

14. 胃藥。胃酸若逆流到了咽喉，產生咽喉不適，而耳咽管的開口就非常靠近咽喉的頂部，使用胃藥的目的是為了避免

降血脂
褪黑激素 安眠藥 微量元素
抗癲癇藥 維生素 肌肉鬆弛劑
抗病毒藥 類固醇 胃藥
抗組織胺
利尿劑 末稍循環 抗憂鬱劑
荷爾蒙 抗焦慮劑 中草藥
血清素

耳咽管受胃酸影響。

15. 褪黑激素。失眠的人除了服用安眠藥，還有另一選擇，就是褪黑激素。

16. 荷爾蒙。有人主張更年期時，缺乏荷爾蒙會導致耳鳴，然而亦有研究認為不會導致耳鳴。

17. 降血脂藥。血脂高了，影響血流，所以服用降血脂藥來促進循環。

18. 神經痛的藥。比如利瑞卡、鎮頑癲。按照慢性疼痛理論來說，耳鳴類似某種慢性疼痛，於是使用了神經痛的藥。

19. 鈣離子通道阻斷劑。這類型藥物通常是治療高血壓，原理是預防血管攣縮，當然也可以當作是循環促進的藥物。

20. 偏頭痛藥物。這類藥物非常多樣化，涵蓋了抗癲癇藥、末稍循環藥、非選擇性Ｂ受體阻斷藥、三環抑制劑、抗痙攣劑等等。偶爾會見到病人服用偏頭痛藥物而改善耳鳴。

醫師開立的口服藥物就是把眾多藥物組合起來。一般說來，有部分的病人吃藥是可以緩解、消除耳鳴。如果吃藥並無改善，則需調整藥物內容或調整劑量多寡。

中藥

一些病人會拿中藥藥方來給醫師看，門診看久了，藥方都可以背下來了。

1. 六味地黃丸。由六種藥物組合而來，作用是滋陰補腎。
2. 龍膽瀉肝湯。複方，由多種藥物組合而成，作用是清熱瀉火。
3. 溫膽湯。具有鎮靜安神作用，被廣泛運用在耳鳴治療。
4. 柴葛解肌湯。清熱解肌。什麼叫解肌？解除肌肉的閉塞。
5. 當歸龍薈丸。可瀉肝火。
6. 益氣聰明湯。作用是聰耳明目。
7. 耳聾左慈丸。補腎益精。
8. 耳聾通竅丸。清肝瀉火，用於耳聾耳鳴。
9. 炙甘草湯。萬用的藥方，補養氣血。
10. 龜鹿二仙膠。補氣的保健作用，吃多了會上火。

你看，很多複方都與腎有關，腎氣通於耳，耳為腎之竅。什麼是竅？就是開口。腎氣從體內貫穿到耳朵，由耳朵出去，腎開竅於耳就是這個說法。腎好了就耳朵精，腎不好了就失聰。另外耳朵與肝膽有關，所以複方除了腎之外，就屬肝了，腎通常講腎虛，肝通常講肝火，所以腎是補的，肝是瀉的。

除了中藥複方，我蒐集了許多治療耳鳴的中藥單方，有的藥名真的好聽，像王不留行、石菖蒲、龍齒、生薑、葛根、黃精、遠志、骨補碎、郁金、丹參、柴胡、枸杞、合歡花、蔓荊子、茯神。每種藥材的劑量需視個體而調整。

針灸

常見的針灸穴道有耳門、聽宮、聽會、翳風、完骨、風池、風府、中渚、上關、下關、百會、太沖、勞宮、足三里。針灸有留針十五分鐘，也有超過一小時的，視醫師的治療。

打針

我打針位置就是中醫針灸的位置，打的針劑有很多類，有維生素B12、B6、B1，生理食鹽水、糖水、碳酸氫鈉藥水、銀杏等，舉凡可以肌肉注射的針劑，皆可注射，其中碳酸氫鈉藥水一個位置不能打太多的劑量。

除了中醫針灸的位置，整個頭部、頸部的所有穴道皆可打針，我整理了比較常見可以緩解耳鳴的穴位，有風池、完骨、瘈脈、耳門、膏肓、肩井、率谷、四神聰。最常調配的針劑是糖水，濃度十二至十六％。

推拿、按摩、刮痧

傳統的推拿、按摩、刮痧具有一定的功效，特色是不侵入人體，但是這類手法通常不是一開始就被拿來治療耳鳴，反而是看過西醫、中醫，藥石罔效，對醫療失望之後，萬不得已，大家才轉向到傳統民俗療法。

我操作推拿、按摩、刮痧，較多位置是在兩側耳上的位置，也就是咀嚼肌。此外還有兩側肩胛骨之間的肌肉。在二〇一四年，我遇上了第一個個案，在肩胛骨內側，按壓肌肉，耳鳴可消失。後來也有遇過按壓肩井穴可以改變耳鳴的個案，風池穴亦有類似的個案。

小針刀

小針刀的意思是以小針為刀。小針的針尖是鈍的、平的，把針尖當作刀，刺入皮膚到達肌肉層，再以針尖左右前後剝離肌肉，目的就是要鬆解肌肉。

腦鳴或頸因性耳鳴，常常伴隨著肩頸背痠痛，這種痠痛可以嘗試小針刀治療。小針刀是由中醫操作，西醫亦可以十九號針頭操作，然而十九號針頭過於鋒利，為免深層肌肉受傷造成血腫，不宜入針太深。

手術開刀

如果小針刀有效的話，還可以採用麻醉方式，以手術刀劃開皮膚，以止血鉗作肌肉鈍性剝離。不管是小針刀或手術剝離肌肉，其目的就是改變現狀。

電療

以復健科的肌肉電刺激方式治療。由二片貼片導電，貼片之間的肌肉會受電刺激而收縮。實際上，病人會一片貼在耳後，另一片貼在後頸。成效尚且難以下定論。

認知行為治療

認知改變行為，行為改變想法，想法改變情緒。所以認知行為治療的第一步是重新塑造耳鳴觀念，把正確的耳鳴觀念帶給病患。然而這並非上課，不是老師教學生這樣的作法，而是以病人的觀點來解釋耳鳴。比如病人說耳鳴很痛苦，我們先問耳鳴在白天的時候，可以聽見嗎？如果白天聽不見，晚上在安靜的環境才會被聽到，這樣的耳鳴其實是小聲的，問題出在注意力。如果病人回答說白天的耳鳴很大聲，那就接著問是否干擾生活；假設耳鳴不會干擾生活，那麼耳鳴可以共處之。如果耳鳴真的干擾了生活、工作，則開始下一階段的瞭解，請病人談談生活、工作的狀況，從談話之中，找出治療的線索。神奇的地方就開始了，由病人自己談起，心理防衛會逐漸放下，然後越講越深入，於是病人開始信任醫師，信任治療。談話之中，醫師必須適時評論。最後再帶到耳鳴的二個維度。只要病患信任醫師，耳鳴的治療就成功了一半。

刺血

中醫的專長是針灸，西醫的專長是打針。同樣是針，中醫的針灸稱為乾針，意思是沒有液體，純粹是一支針而已，西醫的打針也是針，不過可以打入某些藥水，如果不打入藥水，那也是另一種乾針。以針刺肉，故意刺在皮膚表淺的血管，讓其流血，稱為放血。如果不是刺在血管，則出血量就少，稱為刺血。在一定的範圍內，隨機刺血，隨機的意思就是不管有沒有刺到表淺的血管。通常刺血是針對有悶、有脹的症狀。然而刺血是極痛的，事前無論如何，必須與病患充分溝通、告知，取得同意後，才能操作。

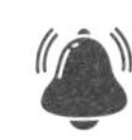

治療後的耳鳴改變

從我開始治療耳鳴，這幾年所記錄到的各式各樣耳鳴或腦鳴，在經過治療後，耳鳴有七種可能的改變：

一、聲音變小聲或沒聲了
二、聲音的叫聲改變了，也就是頻率改變了
三、許多種吵雜聲音會減少到只剩一種或二種
四、腦中大範圍的叫聲會縮小到小範圍叫聲
五、叫聲從原本的位置，移到另一個位置
六、聲音遠離了，感覺耳鳴聲跑出耳朵外面了
七、耳鳴聲音從原本持續不停地叫，變成了間歇性地叫

這些治療後的耳鳴或腦鳴，有人只有一種改變，有人是四種，當然也有人是無論怎麼治療，都沒有任何變化，耳鳴繼續叫。

這些耳鳴的改變，其中最神奇、最難以想像的是第六種，他們感覺耳鳴的聲音已經跑出了耳朵外面，有人形容說耳鳴聲音是在耳朵外的一公尺發出來的，有人形容是腦後五公尺，有人形容聲音是從隔壁房子發出來的，也有人形容在帳篷內，而耳鳴聲音是在帳篷外所發出的，甚至也有人說耳鳴聲音是從樓下馬路發出的。聲音已經不再是由耳朵或大腦發出的了。（註：感覺耳鳴的

聲音跑到耳朵外的這種變化，是不是大腦聽覺皮質的問題呢？是不是直指耳鳴的問題是在聽覺皮質呢？）

七種變化中，以第二種變化是讓最多人舒服的變化，這種變化是聲音從原本的高頻嘰嘰叫，變成了低頻的耳鳴聲，這類朋友會瞬間覺得很舒服，情緒立即轉好。由這個變化，我們也可以反向推論，高頻的耳鳴是讓人最痛苦的。（註：是不是暗示著高頻的聽覺皮質與邊緣系統有更多的連結呢？）除了這七種耳鳴或腦鳴的聲音改變，還有少數幾種的變化不作歸類。我們看待耳鳴，不是只有二種狀態：有聲和沒聲，耳鳴，一直都有機會改變，而且耳鳴叫聲中，隱藏了太多細節等待回答。

案例110：腦鳴和耳鳴是不一樣的

耳鳴的人，就是容易憂鬱。小鮮肉不只愛喝咖啡，拿手絕活是烘豆子，我稱他作咖啡帥哥。自從得了突聾又加耳鳴後，帥哥一開始找了許多醫生，但治療並未有起色，心生沮喪，於是放下所有的工作，帶著積蓄，遠走天涯，出國流浪，自我放逐。咖啡王子告訴我，他在寄情於大地山水之時，心情有比較好。經過了大半年放浪與沉澱，心情逐漸調適而開始釋懷，於是買了機票返鄉，再重新出發。現在已經可以調適心情了，可是聽損及耳鳴還是持續困擾，而且健康的耳朵也出現了耳鳴。
我在帥哥的右耳後方肌肉打了一些銀杏之後，咖啡帥哥說耳鳴變小聲了。

治療到這裡，要問二個問題。

問題一：現在就來推測是耳鳴或腦鳴：
一、打針位置不是在耳朵內，而是在耳朵外
二、打針位置屬於小枕神經，而小枕神經是從頸部脊椎發出的神經
我們可能想到，打針不是打在耳朵內，而是打在耳朵外，並且立即改變耳鳴，這樣說起來，耳鳴的來源並不在耳朵內，而是在耳朵外。於是我們猜測，帥哥不是耳鳴，應該像腦鳴才對。

問題二：腦鳴和耳鳴的治療，有不一樣嗎？
一、耳鳴，耳朵內的叫聲，大家認為是由耳朵神經方面所造成。
二、腦鳴，除了耳鳴之外的叫聲，一律稱為腦鳴。
照這樣推測，一種叫聲是在耳朵內，另一種叫聲是在耳朵外。治療方式理應不一樣的。耳朵

內的叫聲，打針打不到。如果是耳朵外的叫聲，那不止打針打得到，而且耳朵外的肌肉或血管都可能是叫聲的原因。

下次看醫生時，務必多給你的醫生耐心，好分辨出是耳鳴還是腦鳴，然後針對問題治療。

案例111：隔壁房子

六十五歲水利會退休阿伯，耳鳴已經四年了。第一次治療後，他說耳鳴聲音變得糊糊的。第二次治療後，他說耳鳴聲音在耳朵外面。第三次治療後，他說耳鳴聲音在耳朵外的一公尺。後來的每一次治療，耳鳴聲音逐漸遠離耳朵，聲音逐漸模糊小聲。最後一次治療，他說耳鳴聲音像是在隔壁房子發出來的。

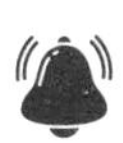

建議

回顧門診常被問到耳鳴問題，以及幾次去香港演講時，現場聽眾寫紙條問了一些問題。香港的耳鳴病人不比台灣少，以總人口來看，香港的耳鳴比例可能高於台灣。

問：耳鳴要看醫生嗎？

答：還是建議看醫生，雖然多數的耳鳴不需要理會，但有些危險隱藏在耳鳴之中，仍然需要請醫生判斷。

問：有沒有不需要看醫生的耳鳴？

答：沒有不用看醫生的耳鳴，所有的耳鳴人都必須知道，不看醫生不代表沒事，因為耳鳴裡隱藏著地雷，雖然比例是極低的，但地雷是有危險的。去看醫生，有一個非常重要的目的，就是要排除掉危險的耳鳴。

問：什麼是危險的耳鳴？

答：就是可能有生命危險，比如大腦腫瘤、血管異常等等。好在，危險的耳鳴較少見。保險一點，還是建議看醫生。

問：什麼樣的耳鳴需要治療？

答：令人困擾的耳鳴。

問：偶爾叫一下的耳鳴需要看醫生嗎？

答：因為耳鳴偶爾叫一叫就停了，自己好了，通常不需要看醫生，除非那是令人困擾的耳鳴。

問：什麼叫作令人困擾的耳鳴？

答：讓人心煩，或讓人失眠，或讓人無法專心，或讓人心情低落，或讓人害怕，影響到生活、工作，或是身體有不舒服的耳鳴。

問：如果睡覺是沒問題的耳鳴，還需要治療嗎？

答：仍然要問清楚，這會不會讓人困擾的耳鳴。如果不會困擾，不會影響睡眠品質，那就不太需治療；反之，如果睡得著，但卻影響到睡眠品質，那就建議看醫生，和醫生討論。

問：白天聽不到耳鳴，只有晚上睡覺時才會聽到耳鳴，這樣需要治療嗎？

答：還是要問，如果不會讓人困擾的耳鳴，那就不太需要治療。

問：耳鳴看醫生會有用嗎？

答：不知道，答案是因人而異。有人耳鳴真的被治好了，有人耳鳴二十年，看了無數醫生也沒治好。

問：耳鳴真的不需要治療嗎？

答：需要或不需要，不能用二分法來回答。耳鳴不一定需要治療，因為大多數的耳鳴都不是危險的耳鳴。如果不是危險的耳鳴，又不會造成困擾的話，那麼就不太需要治療。反之，如果是困擾的、讓人不舒服的、或是具有危險的耳鳴，那就建議治療。

問：已經二十年的耳鳴，治療有用嗎？

答：這是典型的二分法，如果問有用、沒用，那真的沒人知道答案，因為這是因人而異的。原則就是如果令人困擾的話，就去看醫生。

問：耳鳴讓我很不舒服，但到處看醫生都沒看好，這樣還有救嗎？

答：沒有一次就能看好的耳鳴，看耳鳴需要耐心。

問：已經看了很多醫生了，耳鳴都沒有好，很灰心，不知如何活下去？

答：耳鳴不是精神病，而且身體也很難找出毛病，所以耳鳴很像是自己獨立的狀態，不是精神病，目前也無法檢查出的身體病，這種狀態像是一種注意力的病，當你越注意耳鳴，耳鳴就越會吵你，當你把注意力移開耳鳴，放在你做事的當下，耳鳴就會遠離你。

問：醫生你說得很簡單，我就是沒辦法不去注意耳鳴，怎麼辦？

答：注意力是需要練習的，沒有人一次就會。自古以來，有多少耳鳴被治好？其實很少。多數的人是逐漸適應耳鳴，也就是逐漸不去注意耳鳴。你再看看，耳鳴並沒有好，而是不再把注意力放在耳鳴上了。

問：我就是沒辦法不去注意耳鳴啊？

答：你的問題就是無限循環，反覆地圍繞在耳鳴上。沒有人不想要把耳鳴治好，雖然想法沒有錯，可是作法卻是錯的。治療耳鳴應該先把注意力移開，減少去關注耳鳴，才能再講下一步。

如果每次看醫生，不管治療到什麼程度，永遠都把注意力放在耳鳴上面，那耳鳴就真的不會好。大家一開始都把耳鳴想錯，耳鳴是一種與注意力有關的病，越注意就越焦慮憂鬱，假設焦慮憂鬱好轉時，你對耳鳴的看法也會跟著改變。背後的神經生理機轉就是抑制耳鳴與邊緣系統的關連。

問：我招誰惹誰，為什麼我會得到耳鳴？

答：不知道。只知目前醫學的水準，還無法查知耳鳴的真實原因。雖然治療耳鳴常常令人沮喪，但是大家仍舊在努力。

問：得到耳鳴的人就該死嗎？

答：不要悲觀，你也不是孤單一人，很多人和你一樣。記住無風不起浪，事出必有因，一定有原因造成耳鳴，如果我們知道是什麼原因，當然就好處理了。面對耳鳴，首先要作的就是睡好覺。睡得好，耳鳴才有機會改善，睡不好，耳鳴常常會變大聲。耳鳴並不是要催毀你，而是要你睡好覺，提醒你把以前所忽略的健康給找回來。

案例112：坐功

三十五歲消防員，自從耳鳴之後，脾氣變暴燥，沒有耐心，美滿和樂的家庭關係變調了。不管是外出、公差、受訓，總是沒有耐心，即使和家人出外旅遊，計畫好的行程，總在第二天就中止了，隨時隨地就只想著要趕快回家，如果不回家，焦慮不安的感覺令人窒息，只要在外面多待一秒鐘，就多痛苦一秒鐘。消防員也對很多事情失去了興趣。光一個耳鳴就摧了一個人、一個家庭。消防員自知耳鳴的嚴重性，但找不到有效治療的方法，無奈之餘，走進附近的廟宇，坐在蒲團上，對著神明發呆。本來都沒有耐心坐下，但是也別無他法，最後還是繼續坐在蒲團上，想著耳鳴。一天一天過去了，每天就到廟裡坐著，一坐就坐幾十分鐘到一小時。經過幾個月的坐功，消防員感覺耳鳴逐漸消失了，讓他又驚又喜，他在想是不是打坐幫助了他呢？他更有信心去打坐了。在打坐中，把想耳鳴的注意力開始轉到當下的念頭，盡量不去注意耳鳴。之後幾個月，他連當下的念頭都消失了，打坐完，他感覺好像睡了一覺似的，整個人變得好輕鬆，耳鳴變得好小聲。

CARE 系列 091

耳鳴鳴鳴鳴鳴怎麼辦

作者—李丞永

台灣台中人，高雄醫學大學畢業。經歷：成功大學附設醫院訓練，嘉義大林慈濟醫院耳鼻喉科主治醫師、病房主任，台中慈濟醫院主治醫師；現任台中安律診所院長。治療項目：難治無解病症、自律神經失調、疑難雜症。興趣：琴棋書畫、醫卜星相。提倡中西醫結合治療，相信人人皆有自癒能力，盡力還原疾病原因與同理患者苦楚，致力恢復健康快樂生活，廣獲海內外患者肯定。著有：《稱王的病：自律神經失調》。

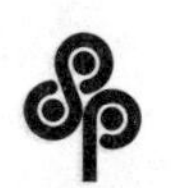

時報文化出版公司成立於一九七五年，並於一九九九年股票上櫃公開發行，於二〇〇八年脫離中時集團非屬旺中，以「尊重智慧與創意的文化事業」為信念。

主　　編—李國祥
企　　畫—吳美瑤
董 事 長—趙政岷
出 版 者—時報文化出版企業股份有限公司
一〇八〇一九台北市和平西路三段二四〇號三樓
發行專線—（〇二）二三〇六六八四二
讀者服務專線—〇八〇〇二三一七〇五
（〇二）二三〇四七一〇三
讀者服務傳真—（〇二）二三〇四六八五八
郵撥—一九三四四七二四 時報文化出版公司
信箱—一〇八九九台北華江橋郵局第九九信箱
時報悅讀網—http://www.readingtimes.com.tw
電子郵件信箱—newstudy@readingtimes.com.tw
法律顧問—理律法律事務所 陳長文律師、李念祖律師
印　　刷—勁達印刷有限公司
初版一刷—二〇二四年九月二十日
初版二刷—二〇二四年十月三十一日
定　　價—新台幣四五〇元

耳鳴鳴鳴鳴鳴怎麼辦 / 李丞永著. -- 初版.
-- 台北市 : 時報文化出版企業股份有限公司,
2024.09
面；　公分. -- (Care ; 91)
ISBN 978-626-396-792-2(平裝)
1.CST: 耳鳴 2.CST: 保健常識
415.939　　113013451

ISBN 978-626-396-792-2
Printed in Taiwan